Nigel Latta

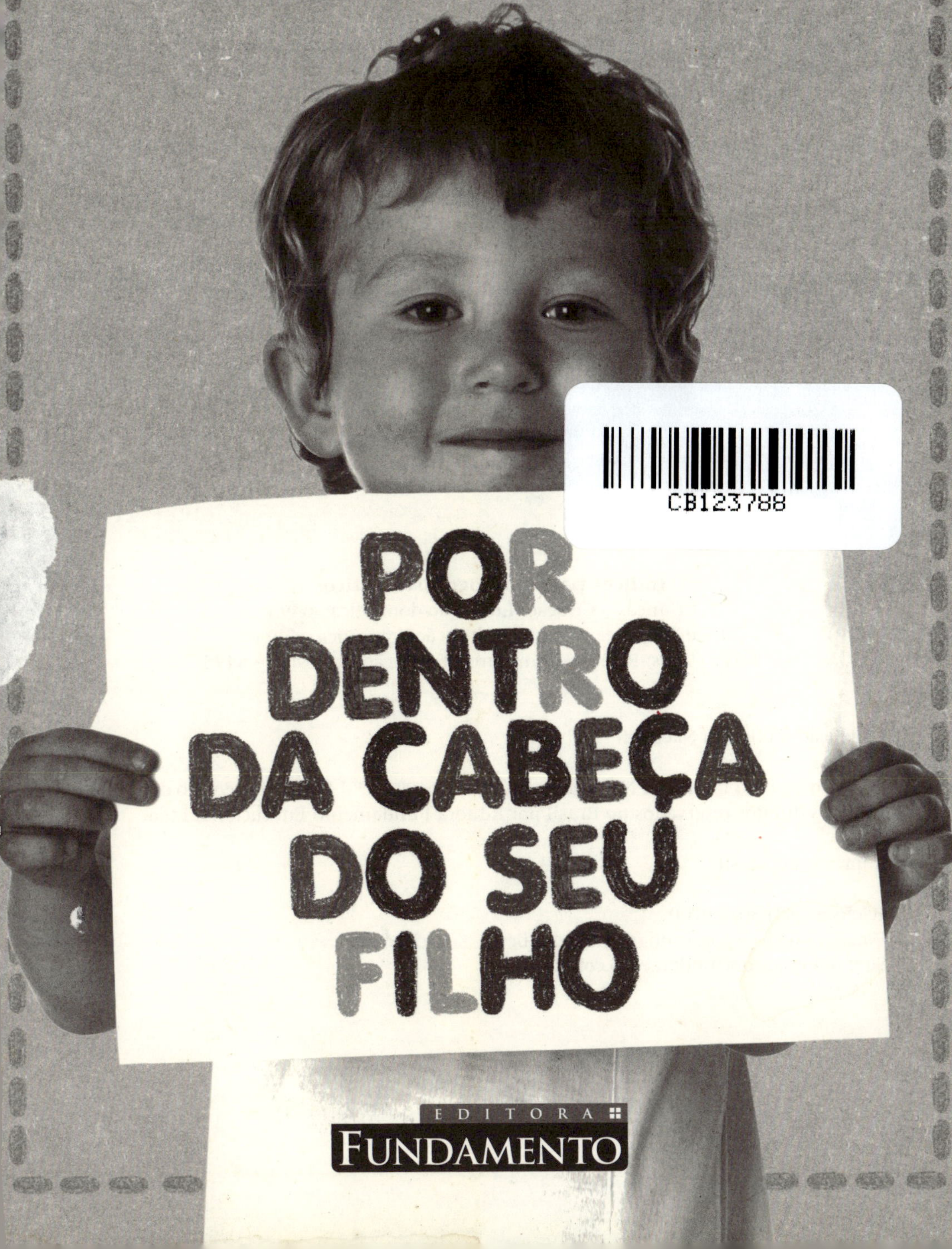

POR DENTRO DA CABEÇA DO SEU FILHO

EDITORA FUNDAMENTO

Editor e edição de texto: Editora Fundamento
Capa e editoração eletrônica: Compañia / Marcio Luis Coraiola
CTP e impressão: SVP – Gráfica Pallotti – Santa Maria

Publicado originalmente em inglês em Sydney, Austrália pela HarperCollins Publishers New Zealand Ltd. em 2006. Esta edição brasileira é publicada conforme contrato com a HarperCollins New Zealand Ltd.

Dados Internacionais de Catalogação na Publicação (CIP)
(Câmara Brasileira do Livro, SP, Brasil)

Latta, Nigel
Por dentro da cabeça do seu filho / Nigel Latta; [versão brasileira da editora] – São Paulo, SP: Editora Fundamento Educacional, 2009.

Título original : Before your kids drive you crazy, read this!

1. Crianças – Criação 2. Educação de crianças 3. Educação doméstica 4. Família 5. Pais e filhos I. Título

08-07218 CDD-649.1

Índices para catálogo sistemático:
1. Crianças – Criação: Educação doméstica 649.1
2. Educação de crianças: Educação doméstica 649.1
3. Pais e filhos; Relações familiares: Educação doméstica 649.1

Fundação Biblioteca Nacional

Depósito legal na Biblioteca Nacional, conforme Decreto n.º 1.825, de dezembro de 1907.

Impresso no Brasil

Telefone: (41) 3015 9700
E-mail: info@editorafundamento.com.br
Site: www.editorafundamento.com.br

Sumário

Nota do autor:

Nomes e detalhes que pudessem identificar as pessoas mencionadas neste livro foram modificados para preservar sua privacidade.

Para mais informações e recursos, visite a página de Nigel na internet: www.goldfishwisdom.co.nz (em inglês).

Prefácio

Esqueça as crianças... Salve-se!

Ninguém deve se sentir culpado por concluir que, em algum momento de 1982 para cá, as crianças passaram a ser feitas de um material diferente daquele das gerações anteriores. Até então, crianças eram crianças. Elas levavam tombos, se sujavam, brincavam com os amigos e faziam todas aquelas coisas que as crianças sempre tinham feito. Andavam de carro sem cadeirinhas especiais certificadas pelo Inmetro, iam a pé sozinhas para a escola, brincavam em praças com calçadas de concreto, moravam em casas sem protetores nas tomadas e comiam alimentos com montes de corantes sem que ninguém desse a mínima para esses detalhes.

É um mistério como a raça humana conseguiu sobreviver a décadas de tanta imprudência.

Em algum ponto, porém, começamos a nos perder. A vida se tornou mais cheia e mais complicada. Logo vieram celulares, computadores e DVDs. As pessoas que vendem xampu decidiram que existia uma coisa chamada Geração X*, cujos membros, por sua vez, decidiram que não

* N. da T.: Geração X é um termo usado por sociólogos e em pesquisas de mercado e se refere às pessoas nascidas entre 1965 e 1977, que teriam entre suas principais características a dificuldade de tomar decisões definitivas quanto à própria vida.

queriam tomar decisões a respeito de nada. Agora acho que já estamos na Geração Z, e as pessoas que vendem xampu ainda estão tentando fazer sabão parecer uma coisa complexa.

Sabão é sabão, pessoal, não vamos nos esquecer disso. Não são "extratos de mel" nem de "aloe vera". Sabão é sabão.

No meio de tudo isso, as crianças foram ficando cada vez mais complicadas e, ao que parece, mais delicadas. Do jeito que algumas pessoas se referem a elas, até parece que as pobrezinhas são feitas de vidro. A certa altura, algum *hippie* de pé sujo começou a chamar as crianças de "jovens", e daí em diante as coisas só degringolaram.

Além disso, cada vez que ligamos a televisão, o dr. Grandecoisa da Universidade de Blablablá está falando sobre um novo estudo que demonstra claramente que nós, pais, fazemos tudo errado e que nossos filhos estão condenados a um futuro pavoroso por nossa culpa.

Outro dia, tivemos uma reunião com a professora do meu filho mais velho, que está na 1ª série. Ele é um menino maravilhoso, e eu o amo com todo o meu coração, mas também é teimoso como uma mula transgênica na qual foi implantado um gene de superteimosia (após uma extensa e complexa bateria de testes psicológicos, concluí que ele puxou à mãe). Ele estava tendo algumas dificuldades em se adaptar à professora – testando seus limites, etc. –, o que é exatamente o jeito dele. Meu filho é um agitador, e a professora, muito experiente, percebeu isso de cara. Minha esposa e eu respiramos aliviados quando a conhecemos, pois vimos que ela era a melhor primeira professora que ele poderia ter. Então, lá pela metade da reunião, de repente me dei conta de que ela estava diplomaticamente pedindo nossa permissão para discipliná-lo quando ele passasse dos limites.

Eu disse que ela tinha nossa total confiança e que deveria fazer o que achasse melhor. "Tranque-o no armário se achar que assim ele vai captar a mensagem", disse eu, esperando que ela soubesse que eu estava brincando e que nós não fazíamos esse tipo de coisa em casa. Eu também lhe disse que, se ele voltasse para casa reclamando que a professora tinha sido má com ele, nós não iríamos telefonar para ela para nos queixarmos que ela tinha maltratado o nosso anjinho. Primeiro, perguntaríamos o que *ele* tinha feito.

É um absurdo que os professores se sintam obrigados a pedir permissão aos pais para impor disciplina às crianças na escola. Mas isso acontece, é claro, por causa de um pelotão de queixosos que, temendo que a autoestima do pequeno Joãozinho possa ter sido irreversivelmente prejudicada, ligam para a direção do colégio assim que seus fofinhos chegam em casa.

Professores têm que *perguntar* se podem disciplinar os alunos? Realmente nós estamos perdidos.

Às vezes, o Joãozinho pode estar mesmo precisando de um chute metafórico no traseiro, se é que vocês me entendem.

Tudo se tornou ridiculamente complicado. Muitos dos prazeres simples da vida estão sendo gradualmente abandonados porque, como pais, estamos assustados, ansiosos e inseguros. Ficamos desesperados só de pensar em cometer um erro e transformar nossos filhos em aleijados emocionais.

Mas a questão é que todos nós cometemos erros de um jeito ou de outro. Somos pais – esse é o nosso papel. Assim como temos que sobreviver aos nossos filhos, eles precisam sobreviver a nós, e, se conseguirem, provavelmente saberão se virar na vida. Encaremos isso como uma forma de "seleção natural" social. Educar uma criança é o melhor exemplo de *reality show*, só que sem a televisão. Outro fato é que não podemos votar para eliminar pessoas, o que é uma pena. Também não ganhamos 1 milhão de dólares no final, mas se não formos completamente inábeis e tivermos um pouquinho de sorte, ganhamos um monte de lembranças boas que irão durar até o fim da vida.

Com todas essas complicações e frescuras, surgiram dezenas de livros e documentários explicando como criar nossos filhos de modo a minimizar as chances de eles terem problemas emocionais. Você pode comprar livros sobre como educar crianças para que se tornem mais inteligentes, mais confiantes, mais criativas, mais espiritualizadas e todo tipo de "mais" que se possa imaginar.

Mas sobre isso eu digo: é besteira. Este não é um desses livros.

Este livro é sobre como não enlouquecer durante os primeiros dez anos da vida de seus filhos. Educar crianças e manter a sanidade não é fácil, mas é possível, por mais difícil que seja de acreditar. Assim, se você deseja saber como educar o pequeno Joãozinho ou a pequena Mariazinha para que eles toquem Mozart no piano aos 4 anos de idade, por certo este livro não é para você.

Por outro lado, se quiser achar um modo de atravessar a primeira década sem perder completamente a cabeça, este livro é para você.

A verdade é que, de um modo geral, as suas chances de ter filhos equilibrados, felizes e inteligentes serão muito maiores se você não estiver à beira da loucura.

Quanto mais *estressado* você estiver, *pior* para eles.

Quanto mais *feliz* você for, mais felizes *eles* serão.

Esta é uma regra simples, mas importante. Na verdade, acho que é a regra mais importante de todas: *mantenha a sua sanidade a todo custo.*

INTRODUÇÃO

SEGREDOS DO OFÍCIO

Meu trabalho é consertar crianças. Muito simples. Eu trabalho com todo tipo de crianças, mas prefiro me dedicar às que são colocadas na categoria das "difíceis demais". Eu gosto dessas crianças – gosto muito delas – e gosto dessa categoria. Os pequenos que acabam nela têm uma capacidade de deixar todos à sua volta sem fôlego, e é impossível não admirá-los. Se uma criança de 10 anos de idade derrotou todos os especialistas que já tentaram tratá-la, eu adoraria conhecê-la. O pirralho que consegue fazer um bando de psicólogos balançarem a cabeça desconsolados é um pirralho com o qual eu gostaria de conversar.

Como resultado, tenho viajado pelo país inteiro nos últimos quinze anos, trabalhando com todo tipo de criança com todo tipo de problema. Já vi de tudo: as pessoinhas mais grosseiras, as mais cruéis, as mais assustadoras, as mais raivosas, as mais tristes e também as mais adoráveis.

Existem empregos piores que o meu.

Há algum tempo eu estava voltando para casa após visitar uma das famílias que eu atendia. Nesse caso em particular, as coisas tinham sido muito difíceis no início. Quando os encontrei pela primeira vez, a filha mais velha, com 10 anos de idade, estava internada em uma instituição para jovens com distúrbios graves de comportamento porque havia tentado se matar. Não foi uma tentativa séria de suicídio, mas que seriedade se pode esperar de uma criança de 10 anos? Seu irmão caçula também estava fora de controle, com ataques de raiva muito descomedidos e agressivos. A mãe era uma boa pessoa, mas estava esgotada. O mundo estava desabando em volta dela.

Eu tinha participado de uma reunião meses antes, na qual todas as pessoas que atenderam a menina durante a estada no hospital tiveram a oportunidade de declarar o que achavam que havia de errado com ela. Muitos rótulos foram mencionados – alguns muito impactantes, outros nem tanto. Para falar a verdade, eu meio que desliguei em plena reunião, porque depois de algum tempo todos pareciam estar dizendo a mesma coisa. Se um diagnóstico vem com instruções sobre como consertar o que está errado, eu sou todo ouvidos – mas é claro que isso nunca acontece. Na maior parte das vezes, só confunde ainda mais as coisas, e o resto de nós ainda tem que descobrir o que, afinal de contas, precisamos fazer. O consenso nesse caso era que ainda seriam necessários pelo menos dezoito meses de internação antes que a menina pudesse voltar para casa, talvez até dois anos.

Ao final, eu esperava ouvir o plano que certamente eles já teriam traçado, o caminho a seguir, a solução. Havia diversos diplomas na sala, de graduação e pós-graduação. Alguém por certo apresentaria um plano de tratamento para a menina e sua família. Infelizmente, foi aí que todos olharam na minha direção.

Ai, ai, ai!

"Casos perdidos" parecem ter se tornado a minha especialidade. Eu gostaria de acreditar que isso se deve ao fato de eu ser muito mais inteligente que todo mundo, mas sei que isso não é verdade. Há pessoas bem mais espertas que eu no mundo e sei disso porque dou de cara com elas o tempo todo. Na verdade, acho que é porque meu ponto forte é manter o otimismo, mesmo diante de uma derrota iminente.

Desenvolvi a habilidade de analisar situações extremamente confusas e de alguma forma encontrar uma saída. Frequentemente, isso depende de dois fatores cruciais: primeiro, acreditar firmemente que existe uma saída (especialmente quando o bom senso e todas as evidências apontam o contrário), e, segundo, ter a capacidade de ignorar solenemente tudo o que for complicado e me concentrar nas coisas simples. No decorrer desses anos, conheci tantos pais desesperados que poderia encher um estádio de futebol e tantas crianças descontroladas que poderia lotar uma prisão para delinquentes juvenis. O lado bom de trabalhar com esses casos difíceis é que logo a gente descobre que os mesmos princípios se aplicam aos casos mais simples. Você trata uma criança de 10 anos que tem violentos acessos de raiva do mesmo jeito que uma de 5 anos que não para quieta na hora das refeições.

Então, naquele dia, eu estava voltando para casa. Já haviam se passado quatro meses, e as coisas estavam muito melhores. A menina ainda não tinha voltado para casa definitivamente, mas as visitas de fim de semana estavam indo muito bem. Além disso, o comportamento rebelde de seu irmãozinho tinha praticamente desaparecido. A família estava feliz outra vez. De modo geral, o futuro parecia positivo, e certamente havia uma enorme diferença em relação àquela reunião altamente técnica e cheia de rótulos em que eu os conhecera. Eu tinha esperança de que, em breve, todos estariam juntos outra vez.

Tudo o que fiz foi dar aos pais uma ferramenta simples, porém eficaz, de manejo de comportamento (uma invençãozinha que batizei de *escada do comportamento*, sobre a qual falo mais adiante, no capítulo 4) e ajudá-los a encontrar formas de se relacionarem melhor uns com os outros. O relacionamento é tudo – quando ele vai bem, é meio caminho andado.

Eu me recordo de ir para casa naquele dia pensando em todas as famílias que enfrentavam sozinhas seus problemas. Por ter dois filhos, eu sabia muito bem que educar crianças pode ser difícil. Eu tinha visto a enorme diferença que algumas ferramentas simples fizeram àquela família e pensei que era uma pena não haver um modo de trabalhar com mais famílias, para que mais pessoas pudessem ter acesso a essas informações, e não apenas aquelas com que eu tinha contato direto em meu consultório.

Então me ocorreu que havia um modo de fazer isso.

No fim das contas, escrevi este livro tanto para mim quanto para você. Eu tenho dois meninos e, apesar da minha profissão, muitas vezes me sinto tão perdido quanto qualquer outro pai ou mãe. Alguns anos atrás, meu filho estava passando por uma fase que eu apelidei de "viking bêbado". Ao final de cada refeição, ele atirava o prato ainda pela metade por cima do ombro e ria como um bárbaro, comemorando uma longa noite de saques a um pequeno vilarejo. Ele berrava enquanto o macarrão e os brócolis escorriam pela parede.

Por mais que eu e minha mulher tentássemos, nada parecia impedir esse comportamento. A cada noite, terminávamos sentados entre as ruínas de mais um banquete pagão. Aquilo estava sendo péssimo para a minha autoestima profissional, porque, apesar de passar o dia inteiro ensinando outras pessoas a evitar que seus filhos fugissem de casa, assaltassem bancos e incendiassem residências, eu não conseguia fazer meu próprio filho parar de arremessar pratos.

Que porcaria de pai eu era?

No fim das contas, a única maneira de descobrir o que fazer foi parar de pensar como pai e tratar minha família como um caso no qual eu estivesse trabalhando, técnica que uso até hoje. Quando estou ligado no "modo pai", eu me confundo frequentemente. Quando passo para o "modo resolução", de psicólogo clínico, o caminho sempre parece fácil.

O amor nos cega. E a fadiga também.

Eu e minha esposa ultrapassamos a batalha do prato de comida para logo sermos surpreendidos ao ver que nosso filho progredira da fase do "viking bêbado" para a fase do "gênio do mal". Esta era marcada pelo hábito perturbador de parar no meio da escada e gargalhar enlouquecidamente, exatamente como um gênio do mal faria após explodir Paris com um raio mortal. É sempre assim: quando aprendemos a lidar com uma fase, eles passam para outra. Estamos sempre um passo atrás.

Por isso, este livro é tanto para mim quanto para você. Eu escrevi o tipo de texto que eu mesmo gostaria de ler. Quando estou no modo pai, preciso de algo que me explique o que fazer, mas de um jeito que faça sentido no mundo real. É muito bonito dizer "seja afetuoso, porém firme", mas você realmente já tentou fazer isso?

Dá um tempo!

Como pai, os piores momentos são aqueles em que eu não sei o que fazer. Nessas horas, tenho vontade de correr para o aeroporto com as passagens e a identidade falsa que guardo no cofre do banco e entrar no primeiro avião para um país com o qual não tenhamos tratado de extradição.

Quando sei o que fazer, tudo dá certo. Tenho controle da situação, e a vida é bela. Quando estou perdido, só o que quero é desaparecer o mais rápido que minhas pernas, meu cartão de crédito e um Boeing 747-400 possam me levar.

Nas páginas deste livro, vamos fazer um passeio por alguns casos em que trabalhei nos últimos dezesseis anos, para que eu possa mostrar os truques aprendidos com o tempo. Vou falar de alguns problemas comuns (sono, retirada das fraldas e ataques de raiva) e de alguns menos comuns (filhotes de hipopótamo, menininhas que só querem comer sorvete de purê de ervilha e ditadores fascistas de 9 anos de idade).

Também vamos visitar a casa de Harry e Sally Humdinger. Quando esses dois se conheceram, as forças do caos deram pulos de alegria. Harry e Sally têm os filhos mais descontrolados e impossíveis que você já viu. O motivo de nossa visita é mostrar que os mesmos princípios se aplicam aos casos mais extremos. Na verdade, vou deixar que você resolva os problemas dos Humdinger, mas isso vai ficar para o fim, depois que já tivermos discutido todas as ferramentas de que você vai precisar para essa tarefa.

Todos os casos mencionados neste livro são de famílias reais, incluindo os Humdinger, embora obviamente seus nomes e certos detalhes tenham sido modificados para proteger os envolvidos. Ninguém vai encontrar Harry e Sally Humdinger na lista telefônica, e, se encontrar, não serão os Humdinger de quem eu falo.

Dito isso, a boa notícia é que todos os truques que vou mostrar aqui são muito simples. Você pode aplicá-los imediatamente sem qualquer experiência prévia.

Crianças, sintam-se à vontade para repetir isso em casa!

PARTE 1

As regras

Estas são as regras em que baseio tudo o que digo quando atendo pais desesperados. Você pode pular este capítulo e ler alguns exemplos de casos antes, se achar que deve (e, vamos ser francos, quase todo mundo faz isso), mas depois de dar uma olhada em um ou dois casos, no máximo, volte e leia o que está escrito aqui. É importante. Importante mesmo.

Você vai precisar destas regras para realmente aproveitar o que o livro tem a oferecer. As coisas sobre as quais falo nos casos farão muito mais sentido se você compreender os princípios que regem o meu trabalho.

CAPÍTULO 1

DEZ REGRAS SIMPLES PARA EDUCAR CRIANÇAS

Cada vez que começo a trabalhar com uma nova família, sigo alguns princípios simples para manter o foco. O caminho às vezes pode ser um pouco confuso – na maioria das vezes, para dizer a verdade –, então é necessário ter alguma sinalização para indicar a direção correta.

Como pai ou mãe, você também precisa ter regras, para os pequenos e para os grandes. Se não tiver alguns princípios básicos para seguir, terá grande chance de se perder pelo caminho. Princípios são bons. Princípios são os faróis na escuridão. Princípios nos ajudam a enfrentar qualquer situação porque indicam por onde devemos seguir.

> SE VOCÊ NÃO TIVER ALGUNS PRINCÍPIOS BÁSICOS PARA SEGUIR, TERÁ GRANDE CHANCE DE SE PERDER PELO CAMINHO.

Depois de trabalhar com milhares de filhos dos outros e de criar os meus, estes são os princípios que considero mais importantes. São dez ao todo, e, embora não haja um teste sobre eles ao final do livro, é bom tê-los sempre à mão, pelo menos durante os próximos quinze ou vinte anos, até seus filhos saírem de casa. A boa notícia é que eles nunca se tornarão obsoletos nem precisarão de upgrade.

Só o que você precisa fazer é mantê-los fresquinhos na cabeça. Assim será capaz de enfrentar qualquer dificuldade.

1. Lembre-se dos 3 Rs

Relacionamento, relacionamento, relacionamento.

Essa é a regra mais importante de todas. Se você não puder se lembrar de mais nada, tem que ter esse princípio firmemente assimilado. Os relacionamentos são tudo o que temos. As pessoas que se esquecem disso estão condenadas a sofrer. É fácil controlar crianças – o medo faz isso sem problemas. Só que elas crescem e uma hora param de ter medo. Nesse ponto, os papéis costumam se inverter muito depressa.

Se o medo é a sua única ferramenta, você está encrencado. Pode acreditar em mim, pois já trabalhei com famílias cujos pais achavam que simplesmente ameaçar os filhos para que se comportassem era a melhor maneira de agir, e eles não eram felizes.

Disciplina tem *tudo* a ver com a qualidade do relacionamento.

> DISCIPLINA TEM TUDO A VER COM A QUALIDADE DO RELACIONAMENTO.

Cada palavra deste livro está baseada na crença de que o relacionamento que você constrói com seus filhos determina como eles se comportarão e o tipo de pessoa que se tornarão. Como pais, nossa tarefa mais importante é a de construir relacionamentos sólidos com nossos filhos. Se você se concentrar nisso, provavelmente se sairá bem em quase todas as situações.

2. Amar é fácil, gostar é difícil

A maioria das crianças se sente amada pelos pais, mesmo aquelas que são espancadas e abandonadas por eles. As crianças, em geral, partem do pressuposto de que são amadas. Não se pode dizer o mesmo sobre gostar. Quase todas as crianças que atendo não sentem que seus pais *gostam* delas e, na verdade, estão convencidas do contrário. O motivo para isso é que boa parte dos pais atendidos realmente tem que se esforçar muito para gostar de seus filhos. Quando finalmente vêm me procurar, o estresse e a frustração já se acumularam tanto que eles mal conseguem se lembrar de seus sentimentos reais pela criança.

"Eu amo meu filho, mas já não gosto muito dele" é uma frase que escuto com frequência. Crianças precisam se sentir *gostadas*. O amor é quase automático, mas gostar é claramente uma escolha. Você não gosta de alguém porque é obrigado, mas sim porque quer. Amar é um dever. Gostar é ter prazer na companhia do outro, a melhor coisa que existe.

A expressão da qualidade dos relacionamentos que unem uma família pode ser vista facilmente no grau de divertimento presente no lar. As brincadeiras são a graxa nas engrenagens da vida familiar – é o que faz as rodas girarem sem atrito. Sem humor, tudo acaba paralisado de maneira dolorosa. Sempre que recebo uma família e noto que seus membros não brincam nem se divertem entre si, começo a me preocupar.

> SEM HUMOR, TUDO ACABA PARALISADO DE MANEIRA DOLOROSA.

Se a disciplina depende do relacionamento, também é verdade que este não pode sobreviver à ausência de humor. É possível amar em meio às emoções mais sombrias, porém divertir-se exige um pouco de luz. Mas não se preocupe: vou mostrar alguns caminhos para se chegar lá, mesmo que o ambiente esteja um pouco sério no momento.

3. CRIANÇAS SÃO TUBARÕES FAMINTOS

Crianças estão sempre famintas por atenção. Fazendo um paralelo com os tubarões, elas são capazes de devorar o equivalente a uma vaca inteira em atenção de uma vez só. Precisam tanto dela que entram em frenesi sempre que percebem a possibilidade de receber um pouco de atenção e fazem qualquer coisa para consegui-la, ainda que no final das contas isso signifique adotar um comportamento autodestrutivo. Uma criança-tubarão normal vai saltar para fora da água e encalhar na areia atrás de atenção, mesmo que fique sem oxigênio para respirar. Você precisa entender isso, ou não lhe dará atenção suficiente. E isso pode não ser uma boa estratégia, porque, se ela não receber o que precisa, vai se voltar contra você.

As crianças, assim como os tubarões, estão sempre famintas – no caso daquelas, por atenção – e vivem apenas para se alimentar.

Tubarões famintos são tubarões desobedientes e descontrolados, e você certamente não quer um desses na sua casa. Mantenha-os bem alimentados, e eles ficarão no mar, que é o seu lugar.

4. ALIMENTE O BOM, IGNORE O RUIM

Continuando com a analogia do tubarão, precisamos ter cuidado com *o que* alimentamos. Talvez pareça muito simples e óbvio, mas as crianças podem nos enlouquecer a tal ponto que acabamos não percebendo coisas simples e óbvias, tão ocupados que estamos tentando não perder a cabeça de uma vez por todas. Você precisa se lembrar de alimentar o que é bom e deixar o que é ruim morrer de fome.

Se você alimentar um comportamento, ele vai crescer e se fortalecer, mas, se deixá-lo à míngua, ele desaparecerá. Isso é muito simples, mas a maioria das pessoas que têm problemas com os filhos já perderam esse princípio de vista, ou simplesmente não pararam para pensar no que estão alimentando.

> ALIMENTE OS COMPORTAMENTOS BONS E DEIXE OS RUINS MORREREM DE FOME.

Bons comportamentos devem receber generosas porções de atenção e elogios. O mau comportamento deve levar o mais frio dos gelos.

Se você alimentar o mau comportamento com atenção, vai criar um monstro.

À medida que avançarmos, vou mostrar o que isso significa na prática do dia a dia, mas, por enquanto, fixe esta ideia em sua mente: incentive o bom, ignore o ruim.

5. Crianças precisam de limites

Se você não impõe limites aos seus filhos, é um idiota. Isso pode soar um pouco grosseiro, mas como se faz um idiota entender que ele é um idiota? Como a maioria das coisas, a idiotice se divide em subgrupos.

Os hippies, por exemplo, não impõem limites. Acham que as crianças devem ser livres para explorar o mundo. Joia, bicho.

Os preguiçosos também não impõem limites. Acham que é melhor não fazer nada. Certo.

Os ansiosos tampouco impõem limites. Pais ansiosos não querem repreender o pobre Joãozinho e correr o risco de prejudicar sua frágil autoestima. Se você é do tipo que suspira, esse é um bom momento para um longo suspiro de frustração.

Pais moderninhos também não constroem cercas, porque querem ser *amigos* dos filhos. Os moderninhos querem ser companheiros, e não pais.

Todas essas pessoas acabam no meu consultório: os hippies, os preguiçosos, os ansiosos e os moderninhos. Todos infelizes e se perguntando por que seus filhos são uns capetinhas.

> Um mundo sem limites é um lugar perigoso e assustador para os pequeninos.

Crianças precisam de cercas.

Estabeleça regras, dê limites e os mantenha com todas as forças. É da natureza das crianças seguirem em frente até se depararem com uma cerca. Algumas crianças só precisam saber que a cerca existe, outras precisam dar com a cabeça nela muitas vezes, mas *todas* precisam de cercas.

Um mundo sem limites é um lugar perigoso e assustador para os pequeninos. Limites anunciam: "Você pode chegar até aqui, mas não pode passar deste ponto." Eles mantêm as pessoas em segurança, ajudam a definir o espaço de cada um e também servem para manter o que é ruim do lado de fora.

Vou repetir: *crianças precisam de limites.*

6. Seja (mais ou menos) consistente

Quando eu era um jovem e idealista estudante de psicologia clínica, as coisas pareciam muito mais claras e fáceis. Eu atendia pais cansados e desesperados e não entendia como eles não enxergavam o problema. Tudo parecia ridiculamente óbvio para mim.

– O segredo – eu dizia àqueles pobres coitados, com toda a sabedoria zen de um estagiário de 20 e poucos anos e sem filhos – é que vocês precisam ser *consistentes.*

Eu falava bem assim, destacando a última palavra como Moisés deve ter feito quando explicou os dez mandamentos ao seu povo. Às vezes, é preciso ser enfático para garantir que a massa compreenda a profundidade do que você está dizendo. Eu e Moisés sabíamos disso.

Ser consistente. Tão óbvio.

Eu era um completo idiota. Bem-intencionado, é claro, e de bom coração, mas ainda assim um idiota.

Mais adiante, eu tive meus próprios filhos, e então *tudo mudou.* Agora, minha ideia de consistência é: se eu for *consistentemente* capaz de evitar o impulso de atirar as crianças pela janela é porque o dia está indo bem.

Todo o resto depende. Tudo, até mesmo a consistência. *Especialmente* a consistência.

Quando se é pai, muitas decisões são tomadas com base naquilo que será menos enlouquecedor. Se eu procurasse ajuda para criar meus filhos e acabasse nas mãos daquela minha versão de 20 e poucos anos, eu lhe daria uns tapas. Uns bons tapas na orelha, daqueles que deixam um sujeito surdo por algumas horas.

– *Consistência*? – eu gritaria em voz aguda, levemente histérica, enquanto o estivesse esbofeteando com vontade, e ele, tentando se esconder embaixo de uma cadeira, choramingando como um bebê. – Que ideia brilhante! – eu diria, reforçando minhas palavras com as costas da mão. – Por que *eu* não pensei nisso antes, seu gênio?

Eu bateria até minha mão ficar dormente e me sentiria extraordinariamente satisfeito.

Então, seja tão consistente quanto puder. Busque a consistência absoluta se achar que deve, mas não se cobre demais se em alguns dias você não atingir seu objetivo.

7. Não leve desaforo para casa

Eu vivo espantado com a quantidade de desaforos que algumas pessoas toleram de seus filhos. Já ouvi meninos de 7 anos dizerem as coisas mais desrespeitosas a seus pais, e eu era a única pessoa na sala que parecia incomodada. Algumas senhoritas insultam suas mães, e os pais agem como se nada tivesse acontecido.

Que história é essa?

Esse tipo de coisa *não* acontece dentro do meu consultório. Se o rapazinho ou a senhorita forem malcriados, primeiro chamo a atenção deles. Depois, quando as crianças saírem da sala, chamo a atenção dos adultos por ignorarem o que acabou de acontecer.

Nem sempre é possível impedir crianças de serem grosseiras. Faz parte da natureza delas, mas você não é obrigado a aceitar isso passivamente. Se ignorar insultos, estará criando um problema para si mesmo.

Não é preciso agir como um ditador cruel e reprimir qualquer sinal de discordância. Discordâncias são naturais e fazem parte do processo. Já o desrespeito é uma coisa totalmente diferente. Divergências e discussões são positivas, sinais de que você está cumprindo bem sua tarefa, de que seus filhos estão crescendo e desenvolvendo opiniões próprias. Você quer que eles sejam capazes de pensar por si mesmos porque, quando chegar a hora de saírem de casa, estará tão exausto que não será mais capaz de pensar. Eles vão precisar de opiniões próprias, acredite em mim, e por isso a discordância é uma coisa boa.

> DISCORDÂNCIAS SÃO NATURAIS E FAZEM PARTE DO PROCESSO. JÁ O DESRESPEITO É UMA COISA TOTALMENTE INACEITÁVEL

O desrespeito não é bom. É o que chamamos, em termos técnicos, de uma porcaria.

E você não deve admiti-lo.

8. Planejar é preciso

As únicas coisas que ocorrem por acidente são os acidentes. Você não quer ser pai ou mãe por acidente. Eu já vi os resultados do estilo acidental de educação, e eles não são agradáveis. Seu desejo é ser pai ou mãe sob medida, o que significa que é preciso planejar.

Com isso, não quero dizer que você precise se submeter a algum horrendo exercício do tipo elaboração de plano de negócios. Não é necessário escrever um documento de 12 páginas estabelecendo metas alcançáveis e resultados mensuráveis. Você não precisa fazer um retiro a cada ano para avaliar o plano do ano anterior (a menos, é claro, que queira usar isso como desculpa para largar as crianças com os avós e passar um fim de semana em algum lugar paradisíaco).

Portanto, relaxe. Não estou propondo nenhuma dessas bobagens. Mas, ainda assim, planejar é preciso.

Isso significa que, de tempos em tempos, você deve parar e pensar no que vai fazer *antes de agir*. Se estiver enfrentando dificuldades, é necessário primeiro descobrir exatamente qual é o problema e quais as suas opções, para então decidir o que fazer. Isso não é muito demorado. Às vezes, um intervalo comercial da novela é o suficiente; às vezes, pode demorar um pouco mais. De qualquer forma, você precisa parar, pensar e planejar suas ações.

No decorrer deste livro, mostrarei exatamente o que estou querendo dizer aqui, pois examinaremos vários planos que elaborei para diferentes famílias, com problemas diversos. Por enquanto, porém, de modo geral, lembre-se de que sempre é preciso ter um plano.

Olhe para os dois lados antes de atravessar a rua – é só o que estou dizendo.

9. Todo comportamento é comunicação

Essa é uma regra simples, mas extremamente importante.

Quando analiso o comportamento de qualquer criança, não importa quem seja ou o que esteja fazendo, sempre parto da premissa de que o comportamento é o meio que ela está usando para dizer algo que não consegue ou não quer expressar com palavras.

O comportamento é simplesmente uma forma de comunicação. Pular a janela e passar a noite fora é um modo de dizer alguma coisa. As crianças tendem a usar muito mais o comportamento do que as palavras para se comunicar, geralmente porque seu vocabulário ainda não é muito grande. Elas têm muitos sentimentos, mas costumam não ser muito competentes em expressá-los. Como resultado, mostram o que estão sentindo por meio de suas ações.

> O MAU COMPORTAMENTO COSTUMA SER O MODO DE OS PEQUENOS TUBARÕES CHAMAREM ATENÇÃO.

O mau comportamento não é simplesmente mau comportamento – é o jeito que a pessoinha encontrou para conversar. Normalmente, indica que uma das oito regras anteriores está sendo negligenciada. O mau comportamento costuma ser o modo de os pequenos tubarões chamarem atenção. Eles estão famintos e fazem o que podem para se alimentar.

Minha tarefa em relação às crianças com que trabalho, e a sua em relação a seus filhos, é entender o que o comportamento deles está dizendo. O que eles realmente querem? Na maioria dos casos, quando conseguimos descobrir o que um comportamento quer expressar, já temos 75% da solução.

10. ACEITE O CAOS

Recentemente, eu conversava com um amigo sobre como nossas vidas tinham mudado desde a chegada das crianças. Ele comentou que adorava escutar profissionais ocupados falando sobre a educação dos filhos – médicos, advogados, etc. – e o modo como muitos deles acreditavam na possibilidade de terem filhos e ainda assim cumprirem todas as outras obrigações da vida moderna. "É muito fácil", dizem eles, "você só precisa se organizar. Uma boa agenda resolve tudo."

Nossa, como nós rimos!

Ter filhos é convidar as forças do caos para dentro da sua vida. Programar a loucura que é educar os filhos é tão impossível quanto prever a ocorrência de tornados. Quando o vento começa a soprar, você larga o que está fazendo e vai com ele.

Compreender e aceitar esse fato é importante. Senão, você vai lutar contra o caos e se revoltar contra as injustiças da vida. Vai pensar que tudo deveria ser mais fácil e ficará ressentido, talvez até amargo.

Aceite o caos com uma calma zen, porque a loucura é igual para todos nós.

Algumas noites, sem nenhum motivo aparente, sua casa vira de pernas para o ar. Os planetas simplesmente se alinham do jeito errado, e a confusão se instala. Hoje mesmo, por exemplo, apenas três horas atrás, estávamos no meio de várias pequenas erupções. As crianças primeiro estavam rabugentas, depois malcriadas, depois resistentes, e depois tudo simplesmente implodiu. Parecia uma cena de um daqueles filmes sobre o fim do mundo, com gente gritando e correndo de um lado para o outro.

Nessas horas, só o que você pode fazer é apelar para sua paz interior e esperar que a tempestade passe. Não vale a pena lutar, pois não há como escapar desses momentos de loucura. Mantenha as duas mãos no leme, os dois olhos na bússola e espere o mar serenar outra vez.

Enquanto escrevo estas palavras, uma xícara de café fresquinho sobre a mesa perfuma o ambiente, os meninos estão na cama dormindo como anjinhos e a mãe deles está cochilando na frente da TV. O mundo está em paz. Daqui a oito horas eles acordarão, e o nosso barco enfrentará os mares outra vez; mas, por enquanto, a vida é bela.

Aceite o caos, pequeno gafanhoto. Que outra escolha você tem?

As regras

1. Lembre-se dos 3 Rs
2. Amar é fácil, gostar é difícil
3. Crianças são tubarões famintos
4. Alimente o bom, ignore o ruim
5. Crianças precisam de limites
6. Seja (mais ou menos) consistente
7. Não leve desaforo para casa
8. Planejar é preciso
9. Todo comportamento é comunicação
10. Aceite o caos

PARTE 2

Por dentro da cabeça dos pequenos

Ninguém deve se culpar por pensar que as crianças não têm muita coisa dentro da cabeça – já que seus crânios são tão pequenos –, mas a verdade é exatamente o contrário. Em uma bizarra inversão biológica, há muito mais coisas se passando dentro da cabeça de seus filhos do que na sua ou na minha.

Nos últimos vinte anos, aprendemos uma quantidade impressionante de fatos sobre o que acontece com o cérebro infantil durante o crescimento e como isso afeta o pensamento e o comportamento das crianças. Também sabemos muito a respeito de como nossas interações com elas modelam a estrutura de seus cérebros.

Nos próximos capítulos, examinaremos três aspectos diferentes do cérebro infantil: primeiro, algumas das coisas incríveis que aprendemos sobre o desenvolvimento cerebral em crianças; segundo, algumas ferramentas de comunicação simples, porém eficazes, para tornar seu trabalho mais fácil; e, por fim, como você pode estimular seus filhos a usarem melhor o equipamento que trazem sobre o pescoço. Quanto mais você entender o que se passa dentro da cabeça dos pequenos, melhor a sua será capaz de funcionar.

QUANTO MAIS VOCÊ ENTENDER O QUE SE PASSA DENTRO DA CABEÇA DOS PEQUENOS, MELHOR A SUA SERÁ CAPAZ DE FUNCIONAR.

CAPÍTULO 2

O "PEQUENO" CÉREBRO

O cérebro pode parecer uma grande noz cinzenta e enrugada, mas a comparação para por aí, pois ele é capaz de fazer coisas que a humilde noz sequer imagina. Nem mesmo a poderosa castanha-de-caju – certamente a mais esplêndida das oleaginosas – é páreo para o cérebro humano.

Bem, e provavelmente também é verdade que as nozes são mais gostosas que os cérebros.

No passado, tínhamos que nos valer de estudos com animais e pessoas que tiveram o cérebro danificado ou destruído. Agora, temos máquinas que nos permitem observar o funcionamento das partes mais profundas da mente sem deixarmos o conforto de nossas poltronas ou, talvez o mais importante, sem precisarmos que ninguém perca pedaços do próprio cérebro para isso. As técnicas de ressonância magnética (RM) e tomografia por emissão de pósitrons (PET) não são apenas nomes gritados pelos médicos em seriados como *Plantão Médico*: são ferramentas reais que os neurocientistas usam para estudar o funcionamento do cérebro humano.

> A INTERAÇÃO COM AS PESSOAS QUE TOMAM CONTA DE NÓS AFETAM A ARQUITETURA DE NOSSA MENTE.

Como resultado, aprendemos algumas coisas realmente surpreendentes sobre como o cérebro se desenvolve e sobre o impacto dos genes e do ambiente nesse processo. Por exemplo, costumava-se pensar que o desenvolvimento cerebral dependia dos genes que herdamos de nossos pais e que o ambiente tinha uma influência muito limitada. Agora sabemos que a verdade é bem mais complexa. Na realidade, o desenvolvimento cerebral é fortemente influenciado pela interação entre os genes e o ambiente. Nossas interações com o mundo em geral, e especificamente com as pessoas que tomam conta de nós, afetam a arquitetura de nossa mente.

UM BREVE MANUAL DO USUÁRIO DO CÉREBRO

O cérebro em si, embora visto frequentemente como um órgão único, talvez possa ser mais bem descrito como um conjunto de sistemas intimamente relacionados. Nas camadas mais profundas estão os sistemas que regulam as funções corporais essenciais, como sede, fome, batimentos cardíacos e respiração. É interessante notar que os centros cerebrais que mediam nossas emoções estão entre as áreas mais "primitivas" do cérebro. O funcionamento superior – como a organização espacial, a linguagem e o raciocínio – é gerenciado no córtex, que é a parte externa enrugada.

A unidade básica do cérebro é a célula cerebral ou neurônio. O cérebro de um feto tem aproximadamente o dobro da quantidade de neurônios de que ele vai precisar, sem dúvida alguma devido ao fato de que sempre é bom ter uma reserva de segurança. A maioria desses neurônios extras é eliminada ainda no útero, e o cérebro de um bebê recém-nascido é composto de aproximadamente 100 bilhões dessas células altamente especializadas.

Os neurônios conectam-se uns aos outros por meio de pequenos "ramos" chamados axônios (geralmente apenas um por célula), que *enviam* sinais, e de projeções menores, semelhantes a fios de cabelo, chamadas *dendritos*, que são numerosos e *recebem* sinais de outros neurônios. Essa rede de axônios e dendritos pode ser descrita como a fiação do cérebro. Impulsos elétricos passam pelos axônios e estimulam os dendritos das células cerebrais circundantes, que, por sua vez, retransmitem a mensagem.

Quando um bebê nasce, muitos de seus 100 bilhões de neurônios ainda não estão conectados, e uma das principais tarefas do cérebro em desenvolvimento é formar e reforçar essas conexões. Nos primeiros dez anos de vida, o cérebro forma literalmente trilhões de conexões entre suas células. Um neurônio pode se conectar com até 15 mil outros neurônios, em uma rede incrivelmente elaborada de dendritos e axônios. Aos 2 anos de idade, uma criança já tem aproximadamente o mesmo número de conexões que um adulto, e aos 3 anos seu cérebro tem cerca de 1 quatrilhão de conexões, mais ou menos o dobro das de um cérebro adulto. O córtex de um recém-nascido é em grande parte inativo, mas com 1 ano de idade ele está altamente desenvolvido.

Então, o que acontece com todo esse poder cerebral excedente?

A vida.

No decorrer da vida, o cérebro passa por um processo de crescimento e eliminação. Com o tempo, à medida que a criança acumula diferentes experiências, algumas vias associativas são reforçadas e outras são descartadas. A estimulação repetida de uma via em particular fortalece as conexões naquela parte do cérebro, ao passo que a falta de estimulação faz que as conexões se percam. A expressão "exercitar para não atrofiar" é especialmente pertinente aqui.

Um fato interessante é que os humanos vêm ao mundo com o cérebro menos desenvolvido de todos os primatas. Os macacos, por exemplo, nascem com um cérebro muito mais parecido com o que terão quando adultos. Os humanos são os únicos primatas cujo cérebro continua a crescer à mesma velocidade que no útero durante pelo menos dois anos, antes de começar a diminuir o ritmo. Na verdade, a capa adiposa de mielina – o revestimento que isola a "fiação" dos axônios – não se forma completamente antes dos 6 anos de idade.

> A EXPRESSÃO "EXERCITAR PARA NÃO ATROFIAR" É ESPECIALMENTE PERTINENTE NO DESENVOLVIMENTO DO CÉREBRO.

Tudo isso significa que os humanos são mais sensíveis às influências externas. O ambiente molda nosso cérebro muito mais que o de um macaco peludo. Aproximadamente 75% do desenvolvimento cerebral humano ocorre fora do útero e é diretamente afetado pelo ambiente.

A IMPORTÂNCIA DO CUIDADO CONSISTENTE E AFETUOSO

Se considerarmos que a mente humana vem ao mundo pronta para aprender – através da formação ativa de conexões entre os neurônios – e que durante os primeiros anos de vida as experiências de uma criança efetivamente operam mudanças estruturais em seu cérebro – fortalecendo ou descartando essas conexões –, então a importância desses primeiros anos se torna ainda mais clara. Uma criança pequena está essencialmente construindo uma representação física do mundo dentro da sua cabeça. Seu cérebro está tentando registrar a melhor forma de responder ao mundo, forma essa que ela usará para determinar seu comportamento nos anos seguintes.

Se a mensagem constantemente reforçada for de sofrimento ou medo, o cérebro da criança vai registrar isso, refletindo uma "estrutura de estresse" por toda a vida. Por exemplo, foi demonstrado que crianças que foram traumatizadas cronicamente durante os primeiros três anos de vida têm taxa de batimentos cardíacos em repouso mais alta que crianças normais. Já está provado que as substâncias químicas produzidas pelo estresse literalmente matam conexões cerebrais, o que justifica o fato de muitas crianças com esse tipo de histórico apresentarem atrasos significativos em tarefas como linguagem e leitura.

Felizmente para nós, que não sujeitamos nossos filhos a traumas crônicos, o inverso também é verdadeiro. Estudos mostraram que crianças tratadas de forma afetuosa e consistente formam uma série de conexões que as preparam bem para os desafios da vida. Elas tendem a responder melhor ao estresse, tanto em termos de suas reações físicas (produzindo níveis mais baixos de hormônios do estresse) quanto de seu comportamento. Também tendem a se sair melhor na escola e a desenvolver habilidades sociais fortes, além de receberem avaliações melhores de seus professores e serem em geral mais robustas e bem-sucedidas na vida social e acadêmica.

CRIANÇAS TRATADAS DE FORMA AFETUOSA FICAM MAIS BEM PREPARADAS PARA OS DESAFIOS DA VIDA.

A chave é a combinação de consistência e afeto. As crianças não precisam de cartões com letras e números ou repetições infindáveis de suas atividades aos 3 anos de idade. Precisam é de pais atentos às suas necessidades físicas e emocionais e que as satisfaçam de maneira consistente. Com isso, o pequeno cérebro em desenvolvimento vai formar uma abundância de conexões que ajudarão a criança a enfrentar quaisquer problemas que a vida lhe trouxer.

Uma pessoa rica em conexões tem mais opções em diversas frentes: está mais bem equipada para compreender e controlar seus sentimentos, fazer amigos, lidar com fracassos e aprender na escola. O caminho para a riqueza de conexões é ter pais afetuosos e consistentes. Esqueça os métodos malucos de aprendizagem precoce e se concentre mais em carinhos e brincadeiras.

CULTIVANDO PEQUENOS CÉREBROS

As pesquisas sobre o desenvolvimento cerebral têm algumas implicações importantes para pais e mães, mas o principal é não se preocupar demais a ponto de ficar neurótico. Levantar a voz de vez em quando não prejudica o cérebro de seus filhos, mas gritar com eles o tempo todo provavelmente prejudica. Aqui estão algumas recomendações gerais dos sábios da neurociência para pessoas comuns como você e eu:

- Mantenha seus filhos bem nutridos, saudáveis e seguros. Isso é bastante óbvio, na verdade. Para funcionar bem, um cérebro requer mais que açúcar e batatas fritas. Não há nada de errado com um lanche do tipo fast food de vez em quando, mas qualquer criança se sente melhor com uma dieta saudável e nutritiva.

- Desenvolva uma relação afetuosa, carinhosa e consistente com seus filhos. Esforce-se para que eles se sintam seguros e confortáveis. O relacionamento com você é o alicerce sobre o qual eles construirão a própria vida, e dele resultará um cérebro rico em conexões.

- Aprenda a reconhecer as necessidades individuais de seus filhos e responder a elas. Identifique o comportamento e o estado de humor dos pequenos e tente reagir de acordo com isso. Brinque quando eles quiserem brincar e ensine-os a se acalmarem quando estiverem agitados demais.

- Converse com seus filhos e leia para eles. A linguagem é extremamente importante, e as crianças desenvolvem essa habilidade primeiramente através da interação com você.

- Incentive-os a brincar e a explorar o mundo, incluindo o universo das outras crianças. Quanto mais eles puderem sair e experimentar a vida, melhor. Da mesma forma, quanto mais puderem conviver com outras crianças, mais chances terão de desenvolver a habilidade de construir relacionamentos.

- Estabeleça uma rotina e insista na disciplina, pois isso reforça a sensação de segurança nas crianças. Como já mencionei, crianças precisam de limites.

- Envolva-se na educação de seus filhos. Isso não significa tornar-se um obsessivo e querer que eles aprendam a soletrar com 2 anos de idade, mas apenas demonstrar interesse. Converse sobre as coisas que eles estão aprendendo e estimule sua curiosidade e suas preferências.

- Acima de tudo, não enlouqueça! Se você estiver estressado e cansado, as interações com as crianças serão afetadas por isso. Até o final deste livro, abordarei como lidar com muitos comportamentos que fazem pais e mães perderem a cabeça e também como estabelecer um relacionamento muito mais feliz com seus filhos.

- Todas as pesquisas reafirmam que o papel dos pais é importante. Nós não apenas moldamos o comportamento de nossos filhos como também a "fiação" de seus pequenos cérebros. Mas lembre-se: como eu disse antes, não entre em pânico nem fique obcecado com isso. Apenas registre essa informação e faça o melhor que puder.

  Todos nós gritamos.

  Todos nós dizemos coisas desagradáveis de vez em quando.

  Você não vai transformar seus filhos em lesionados cerebrais com graves problemas emocionais se levantar a voz ou perder a paciência de vez em quando. Apenas se esforce para estar atento às necessidades deles e ser o mais agradável que puder na maior parte do tempo.

  É realmente muito simples.

CAPÍTULO 3

COMO FALAR COM UM PEQUENO CÉREBRO

Se quiser evitar úlceras estomacais, pressão alta e morte prematura, você precisa aprender a *conversar* com seus filhos. Nós *falamos* com eles todos os dias (e nos dias mais difíceis podemos até gritar com eles), mas *conversar* é a chave para uma vida mais longa, mais saudável e menos enlouquecida para toda a família.

É bom para as crianças ter pais receptivos e que se comunicam bem. Há muitas razões que justificam isso e já falamos sobre algumas delas no capítulo anterior. O cérebro infantil organiza sua estrutura em torno daquilo a que é exposto. Isso nós já sabemos, mas o que ainda não mencionamos é por que isso também é bom para *você*.

Falando de um modo bem simples, a comunicação, ou a falta dela, está na raiz da maioria dos conflitos familiares. Já trabalhei com famílias cujos membros eram capazes de gritar uns com os outros durante horas e não escutar nada além do som de suas próprias vozes. Se você não consegue se comunicar direito com seus filhos, pode se preparar para uma vida de conflitos.

> A COMUNICAÇÃO, OU A FALTA DELA, É A ORIGEM DA MAIORIA DOS CONFLITOS FAMILIARES.

E se acha que as crianças se comportam mal quando são pequenas, espere até elas chegarem à adolescência. Se os alicerces da família estiverem abalados por anos de desentendimentos, muitos problemas virão. Já vi famílias assim de perto, e não é nada agradável. É difícil sobreviver à adolescência com a loucura perfeitamente normal de todo dia, então é melhor não piorar as coisas com um histórico de comunicação deficiente.

Uma das habilidades mais importantes que as crianças precisam aprender é como lidar com seus pensamentos e sentimentos. Elas têm muito de ambos, e, se você não as ensinar a processá-los e a lidar com eles, isso provavelmente lhe custará caro mais adiante, e, sem dúvida alguma, ainda mais caro a seus filhos.

Preste atenção nestas palavras, pois elas foram realmente aprendidas na prática: se você não quer enlouquecer, precisa construir uma boa plataforma de comunicação com os pequenos da sua casa. Do contrário, cultivará para si mesmo anos de estresse, tensão, preocupação e culpa. A lei da selva pode ser "devore ou seja devorado", mas a lei das famílias é "*comunique-se* ou seja devorado".

ESCUTA AERÓBICA

Está bem, confesso que não existe essa tal de *escuta aeróbica*. Inventei essa bobagem para aumentar as chances de você ler estes parágrafos. Se o título fosse simplesmente *Escuta*, você provavelmente teria pulado este trecho, porque tem certeza de que já sabe tudo sobre o tema. Colocando *aeróbica* no meio, as pessoas ficam mais interessadas.

Ninguém espera que você escute o que seus filhos dizem 100% do tempo. Isso simplesmente não é possível porque eles falam muito, e uma boa parte são coisas bizarras ou simplesmente muito tediosas e triviais. Elas podem ser profundamente fascinantes para eles, é claro, mas os adultos nem sempre têm a mesma impressão. Apesar de suas melhores intenções, você vai se desligar de vez em quando, simplesmente balançando a cabeça como se concordasse e dizendo: "Hum, hum... sei... é... que bom... claro... isso mesmo."

Qualquer um que diga que sempre escuta tudo o que seus filhos dizem é um grande mentiroso ou um maluco total, ou, pior ainda, um grande maluco *e* mentiroso total.

Mas é preciso ter cuidado, pois à medida que as crianças crescem, podem pedir permissão para fazer algo que você não quer que elas façam.

- Jimmy, onde está a sua irmãzinha?

- Eu troquei a maninha pelo skate do meu amigo Matthew.

- O quê? Pelo amor de Deus, por que você foi fazer uma coisa dessas?

- Você disse que eu podia.

- Não disse, não!

- Disse, sim. Eu perguntei se podia, e você disse "Hum, hum... sei... é... que bom... claro... isso mesmo." Não se lembra?

Escutar as crianças é mais do que ficar em silêncio enquanto elas falam. Mesmo os mais pequeninos sabem a diferença entre alguém que está escutando e alguém que simplesmente está de boca fechada. Escutar é importante porque ajuda a compreender o que está se passando com seus filhos, mas também porque transmite a eles a mensagem de que o que estão dizendo é importante e interessante. Escutar os estimula a conversar.

> ESCUTAR AS CRIANÇAS É MAIS DO QUE FICAR EM SILÊNCIO ENQUANTO ELAS FALAM.

Você pode usar alguns truques simples para escutar seus filhos com mais eficiência:

Preste total atenção

Olhe nos olhos deles e se concentre no que estão dizendo.

Declare seu interesse

O tom de voz é importante e deve combinar com as palavras que você usa. Dizer "que legal!" em um tom de voz entediado não funciona.

Demonstre animação

Gestos e expressões faciais exageradas ajudam seus filhos a se sentirem valorizados e os estimulam a falar com você. Crianças adoram caretas – faça uma e veja seus rostinhos se iluminarem.

Faça muitas perguntas

O bom das perguntas é que elas sinalizam interesse e envolvimento. Como regra geral, as crianças gostam que você faça perguntas. As melhores para estimular discussões são as abertas, que exigem mais do que sim ou não como resposta. Prefira "o que você fez na escola hoje?" a "você teve um bom dia na escola hoje?".

Sirva de reflexo

Isso não significa apenas repetir o que as crianças dizem, mas expressar com palavras os sentimentos que elas estão demonstrando. Seja um espelho para os seus pequenos, para que eles possam ver a si mesmos através dos seus olhos.

Elogie a capacidade de explicação

É muito importante comunicar a seus filhos que você realmente tem prazer em escutá-los e que eles sabem explicar bem as coisas. Se tiverem confiança na capacidade de falar sobre os próprios pensamentos e sentimentos, tentarão fazer isso com mais frequência.

ENTENDA COMO ELES VEEM O MUNDO

Todos nós temos maneiras diferentes de ver o mundo e interagir com as pessoas à nossa volta. Há sempre muita coisa acontecendo, portanto não conseguimos inventar regras novas para cada situação. Então, nosso cérebro se organiza em esquemas, como um mapa mental do mundo, e usa esses esquemas para decidir como reagir a novas situações. Desenvolvemos esse mapa mental principalmente para nos orientarmos em meio ao número infinito de escolhas que enfrentamos todos os dias. Os mapas são um modo de injetar um mínimo de previsibilidade em uma realidade basicamente imprevisível.

Dito isso, é importante compreender que o mapa é apenas uma representação do mundo, não o mundo em si. Ele está sujeito a distorções e perspectivas derivadas de nossas experiências anteriores. Se a sua experiência como criança é a de que ninguém o escuta quando você está chateado, isso vai ter um impacto enorme nos relacionamentos que vier a desenvolver ao longo da vida. Como vimos no capítulo anterior, as crianças começam a construir mapas quase desde o momento da concepção e continuam esse processo durante toda a vida.

Nossa tarefa como pais é nos certificarmos de que nossos filhos estão usando os mapas mais úteis possíveis. Se alguma vez você já se perguntou por que seu filho parece *sempre* fazer X e *nunca* fazer Y, a resposta provavelmente está no mapa que ele está usando. Algumas crianças quase sempre vão escolher o caminho mais fácil; outras, o mais difícil.

Algumas crianças parecem determinadas a descobrir tudo por si mesmas; outras são tímidas demais para saírem do lado dos pais. Todas são guiadas pelos mapas que trazem na cabeça.

Existem duas maneiras principais de obter alguma noção dos mapas que seus filhos estão usando. A primeira é escutar como eles falam sobre o mundo; a segunda é observar o que fazem.

As crianças dão pistas sobre seus mapas mentais o tempo todo quando falam. Se você escutar com atenção, vai ouvi-las:

Por que eu nunca posso ser o primeiro?
Por que você está sempre zangada?
Ninguém quer brincar comigo.
Eu gosto de dividir minhas coisas.
Meus amigos são engraçados.
Eu sei ler muito bem.
Eu odeio ler.
Minha professora é malvada.
Minha professora é legal porque ela me ajuda.
Isso não é justo.
Agora não posso. Tenho que terminar isto aqui antes.
Isso não é legal.

Todas essas frases nos mostram algo sobre como a criança que as diz enxerga o mundo. Todas contêm premissas sobre o mundo e seu funcionamento. Algumas são positivas, outras nem tanto. Quando conversar com seus filhos, preste atenção especial a qualquer coisa que soe como uma regra. Por exemplo, afirmações que contenham as palavras *sempre* e *nunca*. Da mesma forma, observe o que eles gostam e não gostam nos outros. Por exemplo: "Minha professora é legal porque ela me ajuda." Isso sugere um mapa que diz que ajudar os outros é bom. Mais preocupante seria a declaração: "Eu odeio a minha professora porque ela sempre diz que eu faço tudo errado." Isso sugere que a criança tem como regra que ajudar é ruim.

Basicamente, você deve atentar para afirmações que pareçam motivadas por algum tipo de crença ou valor que possa ser usado na tomada de decisões. A frase "ninguém quer brincar comigo" claramente tem origem em uma ideia de si próprio como indesejável e pode levar a criança a se retrair, já que seu comportamento se baseia nesse mapa negativo.

A outra forma de obter alguns instantâneos do mapa mental dos pequenos é simplesmente observá-los. Quando meu filho mais velho tinha cerca de 8 meses, eu o vi tentando subir escadas. Ele não queria qualquer tipo de ajuda. Ele queria subir a escada, e ia fazer isso *sozinho.* Eu me lembro de ter pensado que era a primeira vez que eu tinha uma impressão clara de quem aquele homenzinho balbuciante realmente era. Ele ainda tem o mesmo jeito de encarar a vida, e essa determinação teimosa é, ao mesmo tempo, uma bênção e uma maldição. Muitas coisas boas resultarão do fato de ele ser tão focado, mas isso também terá seu custo. Meu trabalho é ajudá-lo a aperfeiçoar seu mapa mental para que ele possa encontrar o melhor caminho para chegar aonde quiser na vida.

Se observar seus filhos, verá como eles fazem as coisas e, indiretamente, quais regras usam:

- quando brincam com brinquedos;
- quando desenham;
- quando brincam com amigos;
- quando tentam resolver problemas;
- quando enfrentam uma tarefa nova;
- quando estão em situações desconhecidas;
- quando têm sucesso e quando fracassam.

Tudo isso vai indicar como seus pequenos encaram a vida e, indiretamente, que mapa estão usando para fazerem as escolhas. Por exemplo, se cada vez que se defronta com uma tarefa nova seu filho fica paralisado, isso indica algo a respeito do mapa que determina a sua autoconfiança. Essa criança provavelmente pensa que é melhor não tentar do que fracassar. Da mesma forma, se ela explode em lágrimas e fica inconsolável cada vez que algo não dá certo, isso diz muito sobre como ela entende o fracasso.

A boa notícia é que os mapas dos pequenos são muito mais maleáveis que os dos adultos. Eles tendem a ser desenhados a lápis, e não a caneta. Isso significa que, se notar uma regra que você acha que não vai ser benéfica ("ninguém gosta de mim", ou "é melhor não tentar do que me arriscar a fracassar"), poderá intervir e ajudá-los a redesenhar o mapa.

Você não conseguirá ajudar seus filhos a serem felizes e bem-sucedidos na vida – qualquer que seja sua definição de sucesso – se não souber como eles veem o mundo. Ninguém gosta de ter uma visão imposta por outros. Isso não funciona com os adultos nem com as crianças. Se você está se sentindo mal e alguém lhe diz "*que bobagem, você tem que se sentir bem*", essas palavras provavelmente não vão servir para nada, a não ser para irritá-lo. O mesmo ocorre com as crianças. Se você compreender como elas encaram as coisas, poderá ajudá-las a encontrar o caminho mais fácil. É preciso começar do ponto de onde elas estão e partir daí. No próximo capítulo, mostrarei como fazer isso.

> VOCÊ NÃO CONSEGUIRÁ AJUDAR SEUS FILHOS A SEREM FELIZES SE NÃO SOUBER COMO ELES VEEM O MUNDO.

CAPÍTULO 4

COMO REORGANIZAR UM PEQUENO CÉREBRO

Crianças com problemas graves de comportamento são encaminhadas para mim com frequência. Em um dia normal de trabalho, posso atender um menino de 10 anos que esfrega fezes pelo ambiente e abre buracos a chutes nas paredes quando é repreendido; um adolescente membro de gangue cuja única ambição na vida é esfaquear alguém; uma menina de 11 anos que resolveu nunca mais falar com ninguém e um menino de 9 anos que precisa ser periodicamente contido pela polícia quando tem ataques de raiva porque seus pais temem que ele possa machucar-se seriamente ou ferir outros.

> PROBLEMAS COMPORTAMENTAIS TÊM ORIGEM EM TRÊS TIPOS DE DÉFICIT: DE HABILIDADE, DE CAPACIDADE OU DE MOTIVAÇÃO.

Esses são exemplos de casos complicados de crianças com as quais muitas coisas estão ocorrendo ao mesmo tempo. Quando nos confrontamos com esse nível de complexidade, é fácil nos sentirmos um pouco perdidos, por isso sempre utilizo uma abordagem muito simples para a resolução de problemas. Essencialmente, vejo todas as questões comportamentais como déficits em uma destas três áreas:

- habilidade (a criança não sabe o que fazer ou como fazer);
- capacidade (a criança está dando um passo maior que as pernas);
- motivação (a criança não tem interesse).

Como resultado, quando começo a trabalhar em um caso novo e preciso decidir o caminho a seguir, examino as três áreas: habilidade, capacidade e motivação. Quero saber se o passo que estou pedindo que a criança dê não é simplesmente grande demais para ela e se ela tem as habilidades e a motivação necessárias para dá-lo. Depois de ter uma ideia clara do funcionamento presente da criança, então trabalho de trás para a frente a partir da meta estabelecida. Isso significa pegar o comportamento desejado (por exemplo, a expressão saudável da raiva), dividi-lo em etapas e então as ensinar uma a uma, mantendo o foco no padrão particular de déficits do caso. Resumindo, trata-se de ajudar a criança a preencher as lacunas.

A mesma abordagem pode ser usada com seus filhos. Muitas vezes, atendo famílias em que os pais não sabem como ajudar as crianças.

Os problemas mais comuns são:

- raiva;
- baixa autoestima;
- timidez;
- falta de confiança;
- dificuldade em fazer e/ou manter amigos.

O problema é que, muitas vezes, nossas reações emocionais às dificuldades que nossos filhos enfrentam nos impedem de formar uma noção clara do que está realmente se passando.

> ÀS VEZES, NOSSAS REAÇÕES EMOCIONAIS ÀS DIFICULDADES DE NOSSOS FILHOS NOS IMPEDEM DE FORMAR UMA NOÇÃO CLARA DO QUE ESTÁ SE PASSANDO.

Quando peço aos pais para descreverem os comportamentos específicos que os preocupam, é comum eles hesitarem. Muitos conseguem dizer que Johnny ou Jenny é uma criança muito zangada, mas é evidente a dificuldade que têm para descrever a progressão dessa raiva.

O truque para ajudar crianças a superarem problemas é dividir tudo em passos específicos e usá-los como guia para chegar ao final feliz. Como eu já disse, planejar é preciso.

Por exemplo, *timidez* é um termo bastante amplo, que engloba vários comportamentos específicos. Muitos pais gostariam de ajudar filhos tímidos, mas se sentem perdidos quanto a o que fazer. No exemplo a seguir, vou mostrar como você pode usar meu modelo simples de três estágios para ajudar a criança a lidar com a timidez.

1. Descrever o problema
2. Identificar lacunas em capacidade, habilidade ou motivação
3. Preencher as lacunas

Embora aqui estejamos falando de crianças tímidas, vale lembrar que esses passos podem ser usados com praticamente qualquer problema que você venha a enfrentar. Agora vamos analisar cada estágio e falar sobre como o método se aplica ao problema da timidez.

Estágio 1: Descrever o problema

- Descreva os comportamentos que causam preocupação
  Quando está com crianças que ainda não conhece, ela fica por perto, brincando sozinha em silêncio e constantemente lançando olhares para as outras crianças.

- Descreva os passos até chegar à situação problemática
  Vê crianças desconhecidas, fica em silêncio, ansiosa e inquieta, para e pensa por alguns instantes, decide se retrair, aproxima-se um pouco do grupo, começa a brincar sozinha, olha para o grupo enquanto brinca.

- Descreva quaisquer exceções
  Quando a prima está junto, ela se une às outras crianças. Primeiro, começa a brincar com a prima perto das crianças desconhecidas e, depois de alguns minutos, começa a falar/brincar diretamente com elas.

- Identifique pontos fortes e fracos
  Seu principal ponto fraco são os estágios iniciais, quando ela tem dificuldade em entrar fisicamente no grupo. Seu ponto forte é que, depois que entra na brincadeira, consegue relaxar e brincar normalmente.

É importante identificar quaisquer exceções ao comportamento, porque elas podem indicar alguns pontos fortes importantes que de outra forma passariam despercebidos.

Estágio 2: Identificar lacunas em capacidade, habilidade ou motivação

Depois que o problema está claramente definido, passamos para o segundo estágio, no qual você deve identificar quaisquer lacunas que seu filho possa ter em capacidade, habilidade ou motivação e que estejam impedindo que ele alcance a meta.

- Identifique a meta em comum (lembre-se de que isso deve ser algo que vocês dois queiram)
  Tomar a iniciativa de brincar com crianças desconhecidas.

- Divida a meta em etapas
  Ter contato com crianças desconhecidas.
  Descobrir o que elas estão fazendo.
  Tomar a decisão de participar da brincadeira.
  Pensar positivamente: "As outras crianças querem brincar comigo."
  Aproximar-se fisicamente do grupo.
  Perguntar se pode brincar também em tom de voz confiante.
  Entrar na brincadeira.

- Aplique as informações sobre os pontos fortes e fracos de seu filho para identificar onde estão as lacunas (habilidade, capacidade ou motivação)
  Suas principais lacunas provavelmente estão nas etapas de tomar a decisão de participar da brincadeira, de pensar positivamente e de aproximar-se fisicamente do grupo.

Estágio 3: Preencher as lacunas

Agora você está pronto para o estágio final, em que vai preencher as lacunas. Isso significa ajudar seu filho a desenvolver as habilidades específicas de que ele precisa para atingir a meta. Uma questão-chave para muitos pais costuma ser *como* ensinar uma nova habilidade a uma criança, particularmente quando se trata de algo como tomar a decisão de participar da brincadeira, conforme o exemplo anterior. Muitos pais têm alguma ideia do que fazer, mas simplesmente não sabem como fazê-lo. Por esse motivo, vou listar uma série de técnicas muito simples que você pode usar para ajudar seus filhos a dominarem uma nova habilidade (a ordem em que são utilizadas não importa).

Exteriorize o problema

Em vez de falar sobre o problema como se houvesse algo errado com a criança ("ele é tímido" ou "ela está zangada"), transforme-o em uma criatura imaginária que seja externa à criança ("a minhoca envergonhada" para ansiedade, ou "o monstro furioso" para a raiva). Em vez de dizer "você tem que parar com essa zanga", diga "você precisa derrotar o monstro furioso". Em vez de dizer "não seja tímido", diga "vamos ver se você consegue acalmar a minhoca envergonhada desta vez". A ideia é trabalhar em conjunto para derrotar o monstro furioso, e não fazer a criança se sentir mal porque não consegue deixar de sentir raiva.

Modele a habilidade

Leve seu filho a um local com muitas crianças, como uma praça. Observe as outras crianças brincarem, identifique algumas que estejam apresentando a habilidade-alvo e então converse com seu filho sobre como elas devem ter feito isso.

Você também pode representar a ação diretamente. Escolha uma situação relevante e faça você mesmo o que quer ensinar a seu filho. Em seguida explique a ele como agiu. Depois, repita as ações e pergunte se ele viu como você fez as coisas dessa vez.

Use histórias didáticas

Histórias são instrumentos maravilhosos para ensinar qualquer coisa. Antes de dormir, em vez de ler um livro, invente uma história sobre a menina que não conseguia falar com outras crianças, ou o menino perseguido por um monstro furioso. Se você não souber inventar histórias, vá à biblioteca e pesquise livros com enredos pertinentes. Eles existem – você só precisa procurá-los.

- Resolva o problema de outra pessoa
  Tenha uma conversa com seu filho sobre outra criança que você conhece e que tem um problema. Fale sobre como ela poderia resolvê-lo. Por exemplo: "Eu conhecia uma menina que tinha vergonha de perguntar para os outros se podia brincar com eles. O que você acha que ela podia fazer para melhorar isso?"

- Pratique a habilidade como brincadeira
  As crianças aprendem muitíssimo brincando. Entre no jogo e o direcione de modo que os brinquedos enfrentem o mesmo desafio que seu filho. Em seguida, faça que ele experimente diversas soluções.

- Elogie
  De certa forma, isso é óbvio, mas às vezes nos esquecemos do básico. Qualquer movimento na direção desejada deve ser elogiado imediata e intensamente. O elogio está para as crianças como o sol está para as plantas. Se o sol brilha, elas crescem. Falaremos mais especificamente sobre elogios nas páginas 145 a 150.

- Não dê sermões; pergunte como seu filho vai resolver o problema:
  Ninguém gosta de sermões. Ninguém presta atenção neles, e isso também se aplica às crianças. Em vez de dizer a elas o que fazer, pergunte como vão resolver o problema. Ensinar as crianças a pensar é parte fundamental do trabalho dos pais e uma ferramenta muito útil.

Se você usar esses passos simples, provavelmente será capaz de lidar com muitas das dificuldades mais comuns da infância. Grande parte das preocupações mais frequentes dos pais pode ser administrada dessa forma. O velho clichê sobre uma criança que tem "baixa autoestima" pode ser abordado mais facilmente quando você especifica o que isso realmente quer dizer, identifica os pontos fortes e fracos da criança, elege uma meta, divide-a em estágios graduais e se dedica a um estágio de cada vez. Mesmo que as coisas não funcionem perfeitamente, você pelo menos terá um plano, e isso já é muito melhor que não saber por onde começar.

PARA RECORDAR

Ao ler os casos a seguir, tenha em mente que as coisas sobre as quais falei nos capítulos dedicados ao "pequeno cérebro" – e as regras básicas que descrevi no primeiro capítulo – são a base de *tudo* o que faço com as famílias que atendo.

Eu me preocupo com *todas* essas coisas, em *todas* as sessões, com *todas* as famílias com que trabalho.

Você também deve ter essa boa dose de preocupação com os seus filhos.

PARTE 3

Sono

Vamos começar pelo mais fácil. Os problemas relacionados ao sono, apesar do grande estresse que causam aos pais, geralmente podem ser resolvidos de maneira bastante simples.

Dizer isso pode parecer um deboche para quem está enfrentando esse tipo de dificuldade em casa, mas é verdade: problemas ligados ao dormir são muito fáceis de solucionar.

O tempo necessário pode variar de dez minutos a uma semana, mas fique tranquilo, pois a solução existe.

Vou tomar como exemplos três famílias com situações que vão de 8 a 80 e técnicas simples que você pode usar com crianças de diferentes idades para consertar as coisas num piscar de olhos.

CAPÍTULO 5

O BEBÊ QUE DORMIU POR 10 MIL QUILÔMETROS

Caso 1	
Família	Shane (29), Mandy (28) e o filho recém-nascido, Connor (5 meses).
Problema apresentado	Connor nunca sossega para dormir. Os pais passam a noite acordados, revezando-se para cuidar dele. Mandy diz que os dois estão enlouquecendo por falta de sono. Parecia desesperada ao telefone.
Observações	Shane é caminhoneiro, e a fadiga é um problema sério para ele.

Não é preciso um diploma para identificar pais cujos filhos não dormem. Eles desenvolvem um "visual" todo especial, como certos queijos que criam mofo. Pais exaustos vivem sob uma camada de bolor cinzento tão espessa que quase se pode tocá-la.

É normal viver cansado quando se tem filhos pequenos. Nós nos preparamos para isso, e em grande parte é inevitável. Você vai dormir menos. Se tiver sorte, um pouco menos; se não, quase nada.

Shane e Mandy pareciam figurantes de um filme de zumbi. Minha primeira impressão foi a de que os dois eram góticos de meia-idade, por causa da maquiagem escura em torno dos olhos. Depois me dei conta de que a exaustão, e não um delineador, tinha desenhado aqueles fundos círculos arroxeados. Eles pareciam tão cansados que eu não sabia se oferecia um café ou se chamava uma ambulância.

– Entrem – eu disse, temendo ter de carregá-los para dentro do consultório.

– Ele simplesmente não dorme – disse Mandy depois que os dois desabaram nas cadeiras.

– Nunca? – perguntei, embora, para ser franco, estivesse pronto para acreditar que Connor tinha saído do útero totalmente desperto e assim permanecera desde então.

– Bem, ele dorme um pouquinho – Mandy continuou –, mas parece que o sono nunca dura mais que duas horas seguidas.

– Descreva a sua rotina noturna – pedi.

Mandy me lançou um olhar vazio. Shane continuou em silêncio – seus olhos estavam abertos, mas era difícil saber se ele estava respirando. Shane podia ter caído morto no meu consultório.

– Sabe – eu disse –, de noite, depois que o sol se põe.

– Acho que nós... hum... não temos uma rotina. Quer dizer, nada específico – disse Mandy.

As coisas estavam feias para aqueles dois. A diferença entre o dia e a noite estava se apagando, a ponto de eles terem dificuldade em identificar qual era qual.

– Gostariam de um café? – perguntei, concluindo que estimulantes químicos eram a chave para qualquer progresso que eu esperasse fazer.

Shane respondeu, aparentemente ainda vivo, o que foi um tremendo alívio para mim:

– Um café seria ótimo, obrigado.

Depois do café, as coisas começaram a melhorar um pouco. Fiquei sabendo que Connor havia se comportado perfeitamente nas duas primeiras semanas de vida, como acontece com muitos bebês. Ele dormia quase todo o tempo em que não estava mamando. Mas, quando ambos os pais estavam começando a pensar que ter filhos era a coisa mais fácil do mundo, o pequeno Connor acordou. Daquele ponto em diante, a vida deles virou um inferno. O único jeito de fazê-lo dormir era colocá-lo em um carregador do tipo canguru e caminhar com ele pela casa. E foi aí que o pesadelo realmente começou, porque esse era realmente o *único* jeito de fazê-lo dormir. Desde que descobriram isso, eles andavam constantemente com ele para lá e para cá, dia e noite. Revezavam-se como xerpas* do Himalaia, carregando cargas pesadas montanha acima.

– Acho que já caminhamos 10 mil quilômetros nos últimos cinco meses – disse Shane, saindo do coma devido ao café extremamente forte que eu havia preparado. – Cada vez que paramos e o colocamos no berço, ele começa a chorar.

– E aí o que vocês fazem? – perguntei, já sabendo a resposta.

– Nós o pegamos no colo de novo – disse Shane.

– Já tentaram deixá-lo no berço?

– Algumas vezes – disse Mandy.

– E o que aconteceu?

– Ele continuou chorando sem parar.

– E então vocês o pegaram no colo de novo? – perguntei.

Ela assentiu:

– Sim.

– Muito bem – eu disse. – Vamos ver o que podemos fazer para que esse rapazinho durma direito e vocês voltem a se sentir normais outra vez.

Eles concordaram com entusiasmo, mas dava para ver que o efeito estimulante da cafeína já estava começando a passar. Logo voltariam ao estado de zumbis. Tínhamos que agir rápido.

Onde o problema começou

Dormir é uma habilidade que precisamos aprender, por mais que pareça natural. Adormecer, ou melhor, a habilidade de nos acalmarmos até cairmos no sono é algo que precisamos *ensinar* a nossos filhos. O outro lado dessa moeda é que os bebês aprendem mais rápido que qualquer um. Eles vêm ao mundo com as cabecinhas famintas, desesperados para dar sentido a esta grande confusão. O cérebro do bebê quer regras para compreender o mundo, e, se você não tomar cuidado, ele vai começar a inventar regras próprias.

Foi exatamente o que aconteceu no caso de Connor. Já que seus pais não lhe proporcionavam uma rotina estruturada, ele criou a regra de

* N. do T.: Os xerpas são um povo tibetano que habita o sul do Himalaia. Eles costumam servir de guias e carregadores para os alpinistas.

que dormir só acontece quando se está amarrado ao corpo de um deles e em movimento. Aos 5 meses de idade, a situação já estava quase insustentável – e certamente iria piorar no longo prazo. Os pais não seriam capazes de carregá-lo com 15 anos de idade, espinhas na cara e um jogo de computador permanentemente grudado nas mãos. Para falar a verdade, se eles não tivessem logo uma boa noite de sono, Mandy provavelmente ficaria viúva, pois Shane não demoraria a se acidentar com seu caminhão.

DORMIR É UMA HABILIDADE QUE PRECISAMOS APRENDER, POR MAIS QUE PAREÇA NATURAL.

Seria horrível para o pobre Connor crescer com o peso da morte do pai sobre os ombros, então decidi que era melhor simplesmente solucionar o problema e economizar todo o tempo e dinheiro que Connor teria que gastar com terapia mais adiante para lidar com a culpa mal resolvida.

ENCANTAMENTO DE BEBÊS PARA PRINCIPIANTES

Lembre-se do primeiro capítulo: todo *comportamento é comunicação*. Chorar é a maneira de os bebês anunciarem para o mundo que nem tudo vai bem no paraíso, e você precisa descobrir o que está acontecendo, satisfazer essa necessidade em particular e então botar seu pequenino para dormir.

Existem livros inteiros dedicados ao choro dos bebês e ao significado de cada pequeno soluço ou suspiro. Acredito piamente que alguém seja capaz de decifrar o sentido de todos os gritos, grunhidos e balbucios que saem dos lábios de uma criança que ainda não fala. Se conseguem fazer isso com chimpanzés e golfinhos, por que não com os humanos? Infelizmente, como não dediquei minha vida à compreensão dos métodos comunicativos dos bebês, isso tudo é um mistério para mim. Com o tempo, aprendi o que a maioria dos berros dos meus filhos quer dizer, mas não tenho a mesma capacidade em relação aos filhos dos outros. Para mim, um choro infantil quase sempre é apenas um som agudo e irritante.

Portanto, em vez de uma descrição complexa da taxonomia do choro dos bebês, vou lhe dar um guia abreviado para principiantes. Basicamente, quando choram, os bebês estão tentando nos dizer uma destas cinco coisas principais:

– "Estou com fome!"
– "Estou com gases!"
– "Não estou me sentindo bem!"
– "Estou muito cansado!"
– "Droga, acabei de encher a fralda com uma coisa fedorenta!"

Assim como eu aprendi com meus dois filhos, você vai aprender (se é que já não aprendeu, ou se já não superou essa fase e está bloqueando as lembranças de sua memória) como a preciosa pessoinha sinaliza vários graus de desconforto.

Obviamente, você repassa esta lista cada vez que ouve um chorinho:

– "Já alimentei meu filho hoje?"
– "Ele está soltando puns?"
– "Em que estado estão as fraldas?"
– "Esta criança está doente?"
– Caso as respostas acima sejam todas negativas: "Será que este bebê está tão cansado a ponto de ficar histérico"?

As primeiras quatro questões são fáceis de resolver. A última é o assunto que vamos abordar a seguir. Antes disso, porém, quero dizer que você deve confiar na sua intuição acima de tudo. Se o choro do seu bebê parecer diferente ou fora do normal, ou se você simplesmente tiver um pressentimento ruim ao escutá-lo, vá ao médico imediatamente. Visitas a plantões pediátricos são o dia a dia de pais com filhos pequenos, e, se o médico examinou seu bebê e disse que não há nada de errado, assim pelo menos você vai se sentir mais tranquilo para fazer as coisas de que vou falar agora.

A IMPORTÂNCIA DA ROTINA

Em primeiro lugar, toda criança, não importa a idade, precisa de uma rotina para a hora de dormir. Elas precisam de pistas de que o horário mudou de "hora de ficar acordado" para "hora de dormir". Isso é absolutamente óbvio, certo? É claro que para muitas pessoas não é, já que elas simplesmente não entendem a importância desse "aquecimento para a cama" – ou "esfriamento", nesse caso. O objetivo da rotina é proporcionar ao bebê um conjunto de pistas para ajudá-lo a começar a se preparar para dormir. Se ele aprender os passos que levam à hora de dormir, estará mais preparado para adormecer quando chegar ao berço. Ser posto na cama não deve ser uma surpresa.

> TODA CRIANÇA, NÃO IMPORTA A IDADE, PRECISA DE UMA ROTINA PARA A HORA DE DORMIR.

Uma boa rotina para as noites é bastante simples de estabelecer. Eu recomendo o seguinte:

1. Jantar (nunca tarde demais, ou tudo vai virar meleca no meio do caminho – as crianças, quero dizer, não o jantar)
2. Tomar banho (bolhas, diversão, molhadeira no banheiro, etc.)
3. Ouvir histórias (para crianças mais velhas)
4. Deitar-se em um local confortável e familiar, onde elas se sintam seguras
5. Dormir
6. Hora dos adultos (quando você tem algumas horas para assistir à televisão, tomar um cafezinho e fingir que ainda tem vida própria)

A rotina noturna é importante. Se você acertar desde o início, terá bons dorminhocos. Se errar, como Shane e Mandy fizeram com Connor, é melhor ter um grande estoque de paciência – e um maior ainda de café. Shane e Mandy estavam à beira da loucura por falta de sono, e, pode acreditar em mim, não é um estado nada agradável.

Quando estiver entrando no território do sono (ou seja, tudo o que vier depois da hora do banho), nunca se esqueça de que a meta é sossegar seus filhos para que durmam. Seu único objetivo é que eles percam a consciência o mais rápido possível. Por essa razão, as brincadeiras que você propuser, o modo de brincar com eles, o que você disser e como disser – tudo deve ter o mesmo foco: uma boa noite de sono.

Isso também significa que você precisa aprender a reconhecer os sinais de que seu bebê está cansado, os quais podem incluir bocejos, movimentos abruptos, rabugice ou simplesmente uma aparência cansada. Ao observar esses sinais, não espere muito, pois se ultrapassar o limite ele ficará exausto demais e será ainda mais difícil fazê-lo dormir. Existe uma janela bem definida. Aprenda a identificá-la e aja enquanto ela estiver aberta.

> SE QUISER QUE SEUS FILHOS DURMAM, NÃO BERRE. USE UM TOM DE VOZ CONDIZENTE COM SEU OBJETIVO.

No campo da hipnose clínica, costuma-se usar uma frase muito boa: "O tom de voz deve ser condizente com o objetivo." Isso quer dizer que, se você quer entusiasmar as pessoas, deve falar com entusiasmo. Se quiser que os outros relaxem, use um tom de voz relaxado. Para nós, a sugestão é: se quiser que seus filhos durmam, não grite como uma lavadeira nem berre como um camelô. Use um tom de voz condizente com seu objetivo.

A TÉCNICA "CHORAR NUNCA MATOU NINGUÉM"

Chorar nunca matou ninguém. É verdade. Está bem, pode ser que alguém esteja tão distraído chorando que atravesse a rua sem olhar para os lados, quase seja atropelado por um ônibus, mas seja heroicamente empurrado por outro pedestre, caindo, então, em um bueiro aberto e sendo devorado por aquele crocodilo albino mutante gigantesco que mora no esgoto. Você até pode tentar argumentar que o choro matou essa pessoa, mas acho que todos nós concordaríamos que o crocodilo foi o responsável. Bem, mas estou fugindo do assunto.

Se o seu filho tem dificuldade para dormir, você precisa se preparar para um pouco de choro. Não há muito como evitar isso. Se ouvi-lo chorar é um problema (e vamos combinar que a maioria de nós não gosta de ver nossos tesourinhos infelizes), você terá que aguentar estoicamente ou comprar protetores de ouvido do tipo industrial. Não há como negar o fato de que o caminho para um bom sono é feito de lágrimas.

Todas as técnicas para fazer bebês dormirem usam o mesmo princípio básico: chorar nunca matou ninguém. Essencialmente, você deixa a criança chorar até ela adormecer. Pode ser difícil, muito difícil, mas é muito mais fácil do que você passar anos sem dormir. Algumas pessoas chamam isso de "técnica de choro controlado", mas a maioria dos pais simplesmente chama de "tortura". Só o que você pode fazer é ser forte, cumprir o programa e não ceder por motivo algum.

Funciona assim:

1. Siga a rotina normal da hora de dormir descrita anteriormente.
2. Ponha o seu pequenino no berço com delicadeza, murmúrios suaves e os carinhos habituais.
3. Saia do quarto em silêncio.
4. Quando o choro começar (e é certo que vai começar), espere cinco minutos antes de retornar.
5. Quando entrar no quarto outra vez, não olhe nos olhos do bebê nem fale com ele. Simplesmente o acaricie ou balance até ele sossegar outra vez e então se retire.
6. Espere seis minutos depois de o choro recomeçar para voltar.
7. Repita o ciclo, aumentando gradualmente o tempo entre as visitas, até que ele finalmente caia no sono.
8. Desabe numa cadeira, emocionalmente exausto, e fique remoendo a dúvida sobre se seu filho vai crescer sentindo-se rejeitado e negligenciado. Depois, volte a esta página e leia o item 9.
9. Não, não vai.

> TODAS AS TÉCNICAS PARA FAZER BEBÊS DORMIREM USAM O MESMO PRINCÍPIO BÁSICO: CHORAR NUNCA MATOU NINGUÉM.

Certo, eu sei o que você está pensando agora, porque eu pensei o mesmo na primeira vez que li esses conselhos: será que isso não prejudica a criança? Intelectualmente, sou capaz de raciocinar que, embora não possamos dizer com certeza que técnicas como essas não têm repercussões negativas duradouras, sabemos que a privação de sono produz vários efeitos indesejáveis em pais e filhos. Racionalmente, comparo essas duas coisas e chego à conclusão de que, levando em conta todos os aspectos envolvidos, dormir é melhor para a saúde mental de todos do que não dormir.

Como pai, tive um pouco mais de dificuldade. Eu e minha mulher enfrentamos problemas para fazer nosso menino mais velho dormir quando bebê. Apesar de eu ter, durante anos, orientado muitas pessoas sobre como estabelecer um bom padrão de sono, certa noite me vi andando em círculos pela sala com o meu bebê às 22h30: eu tinha me tornado exatamente aquilo que tentara evitar nos outros. Por sorte, quando me dei conta disso, sabia exatamente o que fazer: adotar a técnica "chorar nunca matou ninguém".

Mas é claro que, embora seja fácil na teoria dizer aos pais para deixarem seu bebê chorar, praticar isso com meu filho foi muito mais difícil. Minha esposa e eu seguimos o programa, mas certamente foi uma tortura. Estávamos sentados na sala certa tarde, escutando nosso pequeno berrar, e era horrível:

– Você tem certeza de que isso não vai fazer mal para ele? – minha esposa perguntou, tão perturbada quanto eu.

– Bem, isso é o que eu venho dizendo às pessoas há anos – foi tudo o que consegui responder.

Ficamos ali mais um pouco, escutando-o chorar. Eu estava suando, repassando mentalmente tudo o que sabia sobre crianças, apego e maus-tratos. As dúvidas retornavam incessantemente enquanto meu filho continuava a uivar.

Voltei ao quarto quando tinham se passado sete minutos, e ele estava quase roxo. Naquele momento, a teoria de que chorar nunca matou ninguém não me pareceu tão correta. Ele realmente parecia prestes a explodir. Seus gritos magoados eram como os lamentos de uma pobre alma penada, abandonada e traída. Em pé ao lado de seu berço, convenci-me de que, se ele não desmaiasse, ficaria psicologicamente abalado. Se eu não parasse logo com aquilo, meu filho carregaria cicatrizes para sempre.

Eu não podia acreditar que vinha mandando outras pessoas fazerem aquilo com seus filhos havia anos. Era cruel e absurdo, uma punição desumana, obviamente a pior coisa que se podia fazer a uma criança. Saí outra vez do quarto. Minha esposa estava sentada com o rosto enterrado nas mãos. Nosso bebê estava prestes a explodir, e era tudo culpa minha.

– O que você está fazendo? – ela perguntou ao me ver tirar o fone do gancho.

– Vou ligar para a minha mãe.

Espantoso! Três diplomas, uma pós-graduação em psicologia clínica e dez anos de experiência trabalhando com as crianças mais difíceis que se pode imaginar, e minha reação era ligar para minha mãe. Será que nós realmente *crescemos* algum dia?

– Oi, mãe.

– Oi, meu bem, como vão as coisas?

– Não muito bem, estamos usando uma técnica para a hora de dormir.

Ela riu.

– O choro que eu estou ouvindo ao fundo é dele?

– É.

Eu quase podia ver sua expressão compadecida do outro lado da linha.

– Às vezes é difícil.

– Tenho uma pergunta – eu disse em tom profissional, sentindo o estresse como uma nuvem negra sobre a minha cabeça. – Você alguma vez nos deixou chorar até dormir?

– É claro. Eu tinha quatro filhos, não podia largar tudo e ninar cada um que começasse a chorar.

– Qual foi o máximo de tempo que você me deixou chorar antes de dormir?

Ela pensou por um momento.

– Provavelmente meia hora.

– Talvez mais, de vez em quando?

– Pode ser. Você era um pouco teimoso.

Decidi deixar de fora essa última informação quando conversasse com minha esposa. Também senti um alívio enorme, e a nuvem começou a se dissipar.

– E eu não odeio você, não é?

Ela riu.

– Acho que não!

– É verdade, eu não odeio você nem um pouquinho nem fiquei marcado pela experiência – eu sorri, sentindo uma determinação férrea se instalar em mim. – Muito bem! Então, a questão está resolvida!

Naquele momento, eu soube que podia continuar com o programa. Minha mãe tinha me deixado chorar sozinho até dormir, e eu não a odiava. Meu pequeno não ia me fazer desistir devido à culpa.

– Obrigado, mãe – eu disse.

Quando desliguei o telefone, contei à minha esposa o que a minha mãe havia dito.

– E você não a odeia?

Balancei a cabeça confiante.

– Não.

Seguimos o programa à risca, e, embora tenha sido um pouco difícil (durante mais ou menos uma semana), chegamos lá. Passamos de um sono ruim a um sono excelente em alguns dias. Até hoje ele é um grande dorminhoco, assim como seu irmãozinho. E, o que é melhor, nenhum deles demonstra sinais de nos odiar.

– Vocês têm tanta sorte, seus filhos não têm problema para dormir – já ouvimos muitas vezes.

De jeito nenhum.

A sorte não teve nada a ver com isso.

CONSERTANDO CONNOR

Expliquei a técnica para Mandy e Shane. Eles pareceram um pouco desconfiados, então contei a história do telefonema para minha mãe, o que ajudou a convencê-los.

Liguei para eles no dia seguinte.

– Como foi, Mandy?

– Não funcionou.

– Por quê?

– Ele simplesmente não parou de chorar.

– Qual o máximo de tempo que você esperou?

Ela fez uma pausa, uma pausa culpada.

– Cinco minutos.

Eu sorri, já tendo passado pela mesma coisa.

– E daí, o que você fez?

– Peguei-o no colo.

– E?

– Ele dormiu imediatamente.

– Você sabe o que eu vou dizer, não sabe?

– Sim.

– Eu não odeio a minha mãe, Mandy, e meus filhos não me odeiam.

– O.k.

– Você sabe o que fazer, não é?

– Sei.

– Vou ligar outra vez no fim da semana, está bem?

– Sim.

– Seja forte.

– Vou ser.

Na sexta de manhã, liguei outra vez.

– E então? – perguntei. – Que notícias você tem para me dar?

A voz de Mandy estava muito mais animada.

– É um milagre!

– O que houve? Ele transformou água em vinho?

Ela riu.

– Melhor ainda! Ele dormiu das 19h30 de ontem até as 6h30 de hoje!

– Ótimo – eu disse.

– Foi incrível – ela disse. – Uma noite inteira!

– Muito bem. Qual foi o máximo de tempo que ele chorou?

– Chegamos a vinte minutos, e então ele dormiu. Na noite seguinte foram cinco minutos, e depois parou de chorar. Balbuciou um pouco, sossegou e apagou.

– Fantástico, Mandy, vocês conseguiram!

– Foi maravilhoso podermos ficar a sós e depois dormir uma noite inteira.

– E o Connor odeia vocês?

Ela riu outra vez.

– Acho que não.

– Que bom – eu disse. – Agora vocês só precisam ensiná-lo a cozinhar, dirigir e pagar contas, e ele vai estar pronto para morar sozinho.

– Acho que por enquanto estamos satisfeitos só em poder dormir.

– É verdade. Liguem se tiverem qualquer dificuldade, certo?

– Certo.

Eles nunca ligaram.

SEGREDOS PARA TER UM BEBÊ BOM DE SONO

- Estabeleça uma rotina fixa para a hora de dormir.
- Verifique se ele está alimentado, limpo e saudável.
- Deixe-o chorar por cinco minutos; em seguida, retorne ao quarto e acalme-o sem tirá-lo da cama. Depois o deixe chorar por seis minutos, depois por sete, e assim por diante, até ele dormir.
- Se ficar preocupado, verifique outra vez se as fraldas estão limpas e se o bebê não tem febre.
- Seja forte e não ceda.
- Se estiver realmente preocupado porque o choro não para, leve o pequeno ao médico.
- Quando estiver convencido de que não há nada de errado com a criança, retome a técnica.
- Lembre-se de que ela não se aplica a bebês doentes.
- Quando um bom padrão de sono estiver firmemente estabelecido, relaxe e aproveite.

CAPÍTULO 6

A ROTINA É O MELHOR REMÉDIO

CASO 2	
FAMÍLIA	Mark (30), Sarah (26) e sua filha Sam (4).
PROBLEMA APRESENTADO	Os pais têm extrema dificuldade em colocar Sam para dormir à noite. Ela se recusa a permanecer na cama e fica acordada até muito tarde, fazendo birra.
OBSERVAÇÕES	Pelo jeito, Sam também tem uma obsessão por colheres.

Sam tinha 4 anos de idade, aversão a camas e uma paixão por suco de groselha e colheres de chá. Parecia uma bolota loira, pulando de um lado para outro da sala sem parar um minuto. Um observador desavisado poderia pensar que estava diante de um anjinho, mas eu logo percebi que tanta energia e apego a colheres deviam se tornar cansativos em pouco tempo.

Foi o que aconteceu com Mark e Sarah. Eles eram obviamente boa gente. Mark era contador e Sarah trabalhava meio período em um escritório de advocacia. Eles aparentavam ser do tipo que compra livros sobre como educar os filhos antes de eles nascerem e os lê. Mais que isso, aposto que se eu examinasse os tais livros encontraria parágrafos sublinhados e páginas marcadas. Eles pareciam levar muito a sério seu papel de pais.

– Ela dá um pouco de trabalho – disse Mark, enquanto Sam brincava com blocos de montar em um canto da sala –, mas se comporta bem na maior parte do tempo.

– Exceto à noite – acrescentou Sarah.

– É – disse Mark. – As noites são difíceis.

– As noites são horríveis – disse Sarah.

– O que costuma acontecer à noite? – perguntei.

Sarah revirou os olhos.

– Ela não sossega, não importa o que a gente faça.

– Certo – eu disse. – Descrevam uma noite comum.

Na maioria das noites, a confusão se instalava por volta das 20 horas. Eles esperavam até Sam começar a dar mostras de cansaço e aí tentavam fazê-la vestir o pijama. Essa era a primeira briga, com Sam fugindo e se recusando a trocar de roupa. "Sam, venha aqui *já*" era a palavra de ordem.

Depois da vitória na batalha do pijama (que geralmente se estendia por mais ou menos meia hora), eles carregavam Sam para a cama, no andar de cima. Ela era acomodada com a mamadeira de suco de groselha obrigatória, sua colher favorita e um DVD na televisão do quarto. Sam também gostava que a luz ficasse acesa. Mark geralmente esperava uns vinte minutos até ela se distrair com a televisão e então saía do quarto discretamente.

– Quase sempre eu chego até o fim do corredor, e aí ela começa – ele disse. – "Paaaaaaaa-paaaaaaaiiiiiiii."

– E o que você faz então?

– Eu volto ao quarto dela.

– Entendo. Continue.

Mark a acalmava e saía novamente. A segunda fase começava quando Sam levantava da cama e ia para o corredor. Mark a levava de volta para o quarto, mas logo ela estava em pé outra vez. Esse vaivém continuava durante horas, até Sam acabar adormecendo no chão, exausta, por volta das 23 horas ou meia-noite. Eles haviam começado a deixá-la no chão, cobrindo-a com um edredom, pois quando a pegavam no colo ela acordava de novo, e o processo todo se repetia. E mesmo assim o problema não se resolvia, pois Sam ainda despertava duas ou três vezes durante a noite e quase sempre acabava indo parar na cama dos pais lá pelas 4 horas da manhã.

– E o que vocês fazem quando ela vai para a cama de vocês? – perguntei.

Sarah suspirou.

– Nós desistimos e a deixamos ficar. Sei que é errado, mas é mais fácil do que começar outra briga de madrugada. A essa altura, só o que nós queremos é dormir.

Nunca deixo de me espantar com a capacidade que as crianças pequenas têm de manipularem seus pais. Se criar filhos fosse um reality show do tipo *No limite*, elas sempre seriam as últimas a abandonar a competição e sem dúvida uma delas ganharia o grande prêmio final em dinheiro. Juntos, Sarah e Mark somavam quatro diplomas, mas estavam comendo a poeira de uma menina de 4 anos que ainda nem se formara no jardim de infância (eu tomo cuidado para não fazer troça de pais em situações como essa, pois também já fui derrotado pelos meus pequenos mais de uma vez).

– Falem sobre essa história das colheres – eu disse.

Mark riu.

– Ela é obcecada por colheres.

– Qualquer colher?

– Sim, mas ela prefere as de chá e rasas.

Olhei para Sam, e lá estava ela com uma reluzente colher metálica firmemente presa em uma das mãos.

– Ei, Sam...

Ela ergueu os olhos.

– Essa sua colher é muito bonita. Posso dar uma olhada nela?

A menina levantou a mãozinha, com um sorriso tímido nos lábios, como se estivesse mostrando um Oscar de melhores efeitos especiais que acabara de ganhar.

– Uau! Sabe de uma coisa? Você devia plantar essa colher, porque, se uma árvore nascer, vai dar colheres fresquinhas todos os dias.

Ela me olhou daquele jeito desconfiado que as crianças têm quando não estão bem certas se um adulto está falando sério ou não. Eu acredito que é o dever de todo adulto contar as maiores mentiras possíveis para as crianças. Além de ser muito divertido, isso também transforma o mundinho delas em um lugar mágico por algum tempo, até elas crescerem e a chatice da realidade se instalar para sempre.

– A única coisa que você precisa cuidar são os macacos ladrões de colheres.

Ela franziu o rosto intrigada.

– É verdade: se você plantar uma árvore de colheres, logo, logo vai aparecer um bando de macacos querendo levá-las de volta para a montanha onde eles moram.

– Por quê? – ela perguntou.

Encarei-a como se a resposta fosse óbvia.

– De que outro jeito eles vão comer gelatina de banana?

Ela pensou por um instante, e então disse:

– Ah... é – e voltou a brincar com os blocos, aceitando minha história maluca.

Mentir para criancinhas faz bem à alma de todo mundo.

– Falem mais sobre as colheres – eu disse a Sarah e Mark.

Sam parecia ter mesmo uma obsessão por colheres. Sempre tinha que ter uma nas mãos, especialmente na hora de dormir. O problema era que, quando começava a adormecer, ela deixava cair a colher e a perdia, e então era preciso acender a luz, revirar as cobertas e olhar embaixo da cama até a colher sumida aparecer e a ordem ser restaurada. Pelo menos uma missão de resgate dessas acontecia a cada madrugada.

MENTIR PARA CRIANCINHAS FAZ BEM À ALMA DE TODO MUNDO.

– Muito bem – eu disse por fim. – Acho que já tenho todas as informações. Agora me digam o que vocês querem.

– Uma boa noite de sono – disse Sarah.

Desta vez fui eu que sorri.

– Então vamos lá.

Onde o problema começou

As dificuldades para dormir das crianças mais velhas são exatamente as mesmas dos bebês. A única diferença é que, à medida que crescem, elas passam a empregar estratégias cada vez mais engenhosas e bizarras para tentar vencer a batalha contra os pais. Os bebês são limitados – praticamente só o que conseguem fazer é chorar –, mas quando crescem eles aprendem, e, ao aprenderem, tornam-se mais e mais competentes em nos enlouquecer. Não os culpe: essa é a função deles.

E é claro que eles nos têm na palma da mão, pois, devido a uma misteriosa intuição infantil, percebem que queremos desesperadamente que eles adormeçam. Habilidosos, usam nosso próprio desespero como arma para vencer o jogo.

> AS DIFICULDADES PARA DORMIR DAS CRIANÇAS MAIS VELHAS SÃO EXATAMENTE AS MESMAS DOS BEBÊS.

Lembre-se: todas as crianças são tubarões famintos. Elas nos seduzem com a promessa de sossegarem e de algum modo conseguem dar a impressão de que, se nós fizermos só mais uma coisinha, então finalmente irão adormecer.

Se você me der só mais um carrinho... Se você me der só mais um copo de água... puxar aquela cortina... der um beijo de boa-noite na minha boneca... me der só mais um copo de água... abrir a cortina... ler mais uma história... me der só mais um copo de água... pintar o cabelo de verde e fizer a dança da chuva... assinar este contrato reconhecendo que eu sou o mestre do universo... me der só mais um copo de água, então eu prometo que vou dormir, eu juro... mas tem que ser no copo azul com desenho de abelhinhas... e sem gelo... o.k.?... Hein? Hein? Hein?

Está bem, eu acredito.

Eles têm tanta intenção de dormir quanto o seu marido de tomar só uma cerveja no futebol com os amigos.

Só uminha, o.k.?

Está bem, eu acredito.

Sam era um pequeno tubarãozinho loiro com uma atração especial por colheres. Tinha desenvolvido uma rotina engenhosa que mantinha seus pais correndo em círculos todas as noites. Ela iria dormir, disso eu tinha certeza, mas, para tanto, o ciclo que criara precisava ser quebrado. Seus pais tinham permitido que o desespero os levasse a ceder pouco a pouco, até as noites da família se transformarem em um circo.

OS 3 RS DO SONO PARA CRIANÇAS PEQUENAS

Será que você ainda não adivinhou? Rotina, rotina, rotina.

A rotina é tudo. Temos que sinalizar para as crianças que a hora de dormir está chegando. É preciso criar um esfriamento, exatamente como para os bebês, que indique que é hora de ir para a cama. Você deve se livrar de tudo o que não for condizente com isso:

- Sucos de frutas não são condizentes com a preparação para o sono (além de serem incrivelmente prejudiciais para os dentes das crianças antes de dormir).
- Televisão ligada não é condizente com a preparação para o sono.
- Luz acesa não é condizente com a preparação para o sono.

Se você estiver tendo problemas para colocar seus filhos para dormir à noite, a primeira coisa que deve fazer é parar e examinar sua rotina pré-cama.

Lembre-se de que planejar é preciso. Examine objetivamente tudo o que você faz enquanto prepara seus filhos para dormir. Você precisa *parar* de fazer qualquer coisa que vá na direção oposta a de uma noite tranquila de sono. As crianças não sossegam se não têm uma rotina sólida.

Os pilotos geralmente evitam aterrissar com o trem de pouso levantado, então por que você deveria tentar "aterrissar" seus filhos assim? Se não se certificar de que o trem de pouso está abaixado durante a aproximação final, há grandes chances de tudo terminar em gritos e chamas. No caso de Sam, tínhamos de eliminar o suco, a televisão, a luz acesa e até as colheres. Também precisávamos colocá-la na cama para dormir, e não para representar uma novela mexicana. Precisávamos nos livrar da rotina maluca que a garota havia inventado e precisávamos substituí-la por algo mais sensato e desenvolvido por adultos.

> AS CRIANÇAS NÃO SOSSEGAM SE NÃO TÊM UMA ROTINA SÓLIDA.

O VODU DO SONO: O IMPORTANTÍSSIMO PASSO FINAL

O último estágio é crucial. Para pousar um avião, não basta apenas ter o equipamento correto. É preciso técnica. Se o seu pequeno tem o hábito de levantar várias vezes da cama, você precisa de uma boa estratégia de finalização. Nem todas as rotinas do mundo vão salvá-lo se você se atrapalhar na etapa final.

> NÃO PERGUNTE: AFIRME!

Quando se trata de bebês, é preciso força interior (ou, na ausência dela, aqueles protetores de ouvido do tipo industrial que já mencionei). Com crianças mais velhas, deve-se empregar o vodu do sono. Isso é muito importante, então me permita explicar do que se trata.

Vamos supor que você já tenha completado toda a rotina de banho, histórias e esfriamento. No instante em que a cabeça do seu filho toca o travesseiro, é hora de mudar a marcha outra vez e se concentrar completamente na grande meta: fazê-lo dormir.

Ao colocar o pequeno na cama, faça um carinho nele, dê um beijo de boa-noite e então diga que é hora de dormir. Nunca pergunte: "Vamos dormir agora, meu amor?" O que você acha que ele vai responder? "Claro, mamãe. Eu tenho 4 anos de idade e ainda não sei o que é melhor para mim, por isso entendo que seu pedido é válido."

Está bem, eu acredito.

Não pergunte: afirme!

Isso não significa que você precisa se transformar em um sargento nazista. Assim como com os bebês, deve-se usar um tom de voz condizente com o objetivo. Não há lugar para gritos, rispidez, intimidação, reclamações, súplicas ou coisas do tipo. Esse é o momento para uma declaração calma e afetuosa, mas muito clara:

– Boa-noite, meu amor, agora é hora de dormir.

É nesse momento que o vodu do sono se manifesta. O vodu do sono, em poucas palavras, é o processo mágico de criar o sono através da fé cega. A essa altura, toda a sua energia deve se direcionar à ideia de que *o sono vai chegar*. Você não pode ter nenhuma dúvida quanto a isso. Fabrique a sua certeza: o único resultado possível é o seu filho adormecer.

Se duvidar ou perder a fé, ele vai perceber, e o sono não virá. Você deve se entregar completamente à certeza de que o sono vai tomar conta daquele quarto.

A partir desse ponto – depois de dizer que é hora de dormir e de concentrar todas as suas energias nesse único resultado –, abstenha-se de qualquer interação que possa desviar o seu pequeno do caminho para o sono. Não converse mais com ele, não olhe nos seus olhos, não o estimule de maneira alguma. Dependendo do grau de dificuldade para dormir que vocês vinham enfrentando, sente-se, imóvel e de costas para ele, na ponta da cama, no chão ou em uma cadeira, ou fique em pé no vão da porta ou, ainda, espere no corredor, fora do campo de visão do seu filho. Você deve estar presente, mas ao mesmo tempo não estar.

Nesse estágio, ignore-o. Não reaja. Seja como um monge budista meditando. Seu filho pode gritar e reclamar. Pode haver lágrimas ou súplicas, mas você não deve se deixar envolver. Simplesmente aceite que a inquietação faz parte do momento e não reaja. Fique parado, de costas para ele, e espere o sono chegar. À medida que ele for sossegando, comece a se afastar. Isso pode levar algum tempo.

Se o pequeno sair da cama, apenas leve-o de volta, sem olhar nos olhos dele nem dizer uma palavra. Se achar que precisa falar alguma coisa – e eu aconselho que não fale, a menos que lhe pareça absolutamente necessário –, simplesmente repita, em voz calma, porém firme, que é hora de dormir. E nada mais.

Se você estiver comprometido, seguir o processo acima e utilizar o poder do vodu do sono, a criança vai adormecer. Se você hesitar, duvidar ou der lugar a qualquer pensamento além de "você vai dormir", o sono não virá. É muito simples.

A primeira noite poderá ser um cabo de guerra, um teste para a sua fé, mas o sono vai chegar. Nas noites seguintes, à medida que o padrão se solidificar, seu filho adormecerá mais facilmente. Em pouco tempo (às vezes em apenas duas ou três noites), você passará de batalhas prolongadas a um delicioso e breve ritual de boa-noite.

Consertando Sam

Expliquei tudo isso a Mark e Sarah, que, espertos como eram, entenderam as coisas imediatamente.

– Agora vocês precisam estabelecer uma boa rotina e se livrar de tudo o que pode atrapalhar o sono da Sam.

– E o que fazemos com as colheres? – Sarah sussurrou para que a filha não ouvisse. – Simplesmente as tiramos dela?

Dava para ver que Sarah não estava gostando muito da ideia, por receio da fúria que isso poderia desencadear. Embora os pais jamais devam deixar de impor disciplina por medo da reação dos filhos, tampouco é preciso agir como um rolo compressor. Por que brigar se existem alternativas?

– A colher? Essa é a parte mais fácil – eu disse. – Crianças pequenas são estranhas, todas elas. Se vocês aprenderem isso, vão encontrar soluções para qualquer problema. Permitam-me demonstrar – virei-me para Sam: – Ei, Sam?

Ela ergueu os olhos.

– Que foi?

– A sua colher está se sentindo bem?

Ela pareceu ficar confusa.

– Eu sou médico de colheres. Muitas crianças me trazem suas colheres para eu examinar. Você gostaria que eu desse uma olhada na sua?

Ela pensou por um momento e depois assentiu timidamente. Levantou-se e me entregou a colher. Peguei-a da mão dela com cuidado e a pus sobre um lenço de papel na cadeira à nossa frente. Fiz uma cara de concentração e soltei vários *ahs* e *hums* enquanto examinava a "paciente", como imaginava que um bom médico de colheres deveria fazer.

– Exatamente o que eu pensei – disse. – Esta colher está muito cansada. Acho que é a colher mais cansada que já vi na minha vida – peguei a colher na mão e a mostrei para Sam. – Está vendo isso? – perguntei, apontando para a curva do cabo.

Ela observou o objeto atentamente, assentindo.

– Está vendo como ela está torta aqui no meio?

Ela assentiu outra vez.

– Esta colher está entortando de cansaço. Posso dizer que é um dos piores casos de entortamento de colher que eu já examinei. Existe uma cama só para ela em casa?

Ela balançou a cabeça negativamente.

– Não.

– Aí está o problema então – disse eu, devolvendo-lhe a colher. – Você quer que a colher fique boa, Sam?

Ela assentiu.

– Sim.

– Ela precisa de uma caminha só para ela. Você acha que pode fazer uma cama ainda hoje?

– Sim – ela respondeu, obviamente animada com a ideia.

– Ótimo! – exclamei. – Faça uma cama muito especial e muito confortável para esta colher e, hoje à noite, antes de dormir, ponha a colher na caminha dela e diga para ela dormir. Está bem? – a menina concordou. – E se ela tentar sair da cama diga que precisa ficar deitada bem quietinha, porque à noite a gente precisa dormir, certo? – ela sorriu e concordou outra vez. – Ótimo. Tenho certeza de que, com uma menina tão maravilhosa quanto você cuidando dela, a colher vai ter uma boa noite de sono na caminha especial e vai se sentir muito melhor amanhã.

Voltei-me para Mark e Sarah:

– Entenderam como a coisa funciona?

Os dois tinham entendido e foram embora entusiasmados.

Telefonei para eles alguns dias mais tarde, e as coisas estavam significativamente melhores. A primeira noite fora surpreendentemente fácil. Sam tinha jantado, tomado banho e vestido o pijama para poder ajudar a colher a se trocar também. Mark lhe contou uma história no sofá da sala e depois a levou para cima. Como fora combinado, ela colocou a colher para dormir. Então, Mark a pôs na cama, disse que era hora de dormir e ficou sentado em silêncio no quarto. Sam tentou conversar com o pai e começou a ficar um pouco agitada, mas logo se aquietou. Quando ela deu sinais de que estava caindo no sono, Mark se retirou silenciosamente. A menina saiu do quarto chorosa cinco minutos depois, mas Mark não disse uma palavra nem olhou em seus olhos, apenas a conduziu delicada, porém firmemente, de volta para a cama. Ficou com ela mais um pouco e saiu, e então ela adormeceu em minutos. Pela primeira vez desde que os pais podiam se lembrar, Sam estava dormindo na própria cama às 19h30.

Na terceira noite, só um beijo foi necessário, e pronto. Nada de dramas nem de choros.

– Parece um milagre! – disse Sarah. – Quem poderia imaginar que uma técnica tão simples funcionasse tão bem?

Quem mesmo?

SEGREDOS DO SONO PARA CRIANÇAS PEQUENAS

- Lembre-se dos 3 Rs: rotina, rotina, rotina.
- Livre-se de tudo o que não for condizente com o sono (sucos, televisão ligada, luzes acesas, ursos dançarinos).
- Quando as crianças se deitarem, diga-lhes que é hora de dormir.
- Afaste-se o máximo que puder antes que a criança reaja (ponta da cama, meio do quarto, vão da porta) e simplesmente fique parado sem reagir nem responder.
- Se ela sair da cama, pegue-a no colo, leve-a de volta e retorne para sua posição anterior.
- Ignore qualquer outro comportamento além de sair da cama. A ausência de reação da sua parte é a chave do sucesso.
- Espere pacientemente, lembrando que agora só existe um resultado possível: o sono!
- Quando a criança começar a adormecer, saia do quarto discretamente. Se ela se agitar, volte um pouco e espere em silêncio outra vez.
- Deleite-se ao perceber que ela acabou de pegar no sono.

CAPÍTULO 7

O LADRÃO DE CAMAS

CASO 3	
FAMÍLIA	Simon (29), Petra (28) e seu filho Jordan (8).
PROBLEMA APRESENTADO	Ao telefone, Sarah descreveu Jordan como um horror na hora de dormir. Ele se recusa a ir para a cama a menos que Simon e Petra também estejam se recolhendo, e, mesmo assim, cada noite é uma luta. Eles já tentaram de tudo, mas nada funcionou.
OBSERVAÇÕES	As coisas tinham saído completamente de controle.

Sempre fico intrigado quando um casal chega ao meu consultório dizendo que não consegue obrigar seu filho a fazer alguma coisa. Que autonomia pode ter uma criança de 8 anos?

Assim que pus os olhos em Jordan, vi que ele tinha aquele "jeitinho": não era um garoto mimado, mas certamente era mal-acostumado. Estava na cara.

– O sono sempre foi um problema para o Jordan – disse Petra.

– Como assim? – perguntei.

– Tivemos dificuldade em colocá-lo para dormir desde que ele era bebê.

– Pode descrever o que vocês faziam quando ele era pequeno?

– Você quer dizer quando ele era bebê? – Petra perguntou.

– Sim.

Como eu já esperava ouvir, eles haviam quebrado todas as regras de um sono saudável. Tinham andado com Jordan no colo até ele dormir, dado voltas de carro para fazê-lo adormecer, oferecido mamadeiras de leite morno e abandonado qualquer tentativa de estabelecer uma rotina noturna consistente. Para Jordan, o sono só chegava depois que a exaustão começava a afetá-lo. A única ocasião em que ele adormecia sozinho era quando Petra e Simon já tinham eles mesmos desmaiado de cansaço.

– Entendo – eu disse. – E depois que ele cresceu e passou do berço para a cama?

A boca de Simon se contorceu numa expressão de exasperação.

– Ele nunca passou para a cama dele. Passou foi para a nossa cama.

Olhei para Jordan, que não era exatamente grandalhão, mas bastante alto para sua idade.

– Espero que a cama de vocês seja bem grande – eu disse.

Simon deu de ombros.

– Eu quase sempre vou dormir no quarto dele quando ele vem para a nossa cama.

– Com que frequência isso acontece?

– Todas as noites.

Franzi a testa, achando que talvez não tivesse entendido direito.

– Você quer dizer...

– Todas as noites – repetiu Simon.

– Por quanto tempo?

Ele deu de ombros outra vez.

– Até de manhã.

Balancei a cabeça.

– Não, quero saber há quanto tempo você vem dormindo na cama dele?

– Desde que ele tinha uns 3 anos.

Apesar de ter sido reprovado duas vezes em matemática (uma delas com nota E, que é a pior nota possível para um ser humano vivo), até eu era capaz de fazer aquela conta.

– Cinco anos?

Simon encolheu os ombros mais uma vez.

– É a saída mais fácil. Não consigo dormir com ele na cama. Ele tem cotovelos pontudos.

Jordan sorriu, baixando os olhos. Não consegui identificar exatamente se era um sorriso sincero de quem estava achando graça no que foi dito, ou se era fruto de um prazer ligeiramente perverso.

– Isso é verdade? – perguntei a ele.

Ele apenas assentiu em silêncio.

– Uau! – exclamei. – Com apenas 8 anos você conseguiu roubar a cama do seu pai.

– Eu não roubei nada – disse ele com voz contrariada.

– Não roubou?

Ele balançou a cabeça.

– Não.

– Onde você dormiu a noite passada?

Ele não respondeu, apenas sorriu embaraçado.

– Foi o que pensei – eu disse e me voltei para Simon outra vez. – E o que você tem a dizer sobre isso? – perguntei.

– Obviamente, não gosto dessa situação. Nós dois preferiríamos que ele dormisse na própria cama.

– O que você acha? – perguntei a Petra.

– Nós já tentamos de tudo. Lemos livros sobre o assunto, consultamos profissionais. Nada funcionou.

> AS CRIANÇAS NÃO SÃO TÃO COMPLICADAS ASSIM, NEM MESMO AS REALMENTE COMPLEXAS.

Eu não acreditei. Muitas pessoas dizem que já tentaram de tudo, mas uma análise mais aprofundada geralmente revela falhas, seja na aplicação ou na manutenção das técnicas para solucionar o problema. Com frequência, "já tentamos de tudo" na verdade significa "tentamos algumas coisas durante duas semanas, depois desistimos". A verdade é que, se você realmente tivesse tentado de tudo, teria encontrado uma solução. As crianças simplesmente não são tão complicadas assim, nem mesmo as realmente complexas.

– Qual foi o último profissional que vocês consultaram? – perguntei.

Quando ela disse o nome, o rosto me veio imediatamente à lembrança. Era um conhecido meu, um excelente psicólogo clínico com muitos anos de experiência com crianças.

– E o que ele sugeriu que vocês fizessem?

Petra explicou que eles haviam sido orientados a estabelecer um sistema de recompensas e consequências, um conselho muito prático e sensato. Então, por que não havia funcionado? Acontece que eles não tinham persistido. As primeiras noites foram difíceis, e logo os pais cederam e deixaram o garoto dormir na cama deles outra vez. Não tinham retornado ao terapeuta depois disso.

– Muito bem – eu disse –, e o que exatamente vocês esperam de mim?

– Precisamos de ajuda, queremos alguma técnica que nos auxilie a colocá-lo para dormir – disse Petra.

– Mas vocês já tiveram ajuda. A última pessoa que consultaram é muito boa com esse tipo de coisa. As orientações dele teriam funcionado, o problema é que vocês não as seguiram. Posso lhes ensinar algumas técnicas agora mesmo, mas o histórico de vocês indica que não vão me escutar e que estarão sentados em mais um consultório daqui a seis meses, contando a outro psicólogo como eu não fui capaz de ajudá-los.

Eu não queria parecer grosseiro, mas seria uma perda de tempo para eles e para mim procurarmos uma solução que acabaria em uma caixa na estante com todas as outras fórmulas que eles já haviam tentado. Você pode falar, mas as pessoas nem sempre escutam.

– Desta vez nós realmente queremos resolver o problema – disse Simon.

– Você diz isso agora – falei –, mas e hoje à noite, quando o pequeno Jordan começar a dar um show porque não quer dormir na própria cama? Que motivos vocês vão ter para não ceder outra vez?

– Nós realmente precisamos dar um jeito nessa situação – ele retrucou. – Jordan está crescendo, e isso está ficando ridículo.

– Concordo – eu disse. – Isso *é* ridículo. Seu filho está com 8 anos e precisa dormir na própria cama, em horário apropriado. Se você não o impedir de roubar a sua cama, o próximo passo será roubar o seu carro, a poupança da família e a sua saúde mental.

Simon assentiu, sorrindo tristemente.

– Eu sei.

Petra parecia um pouco mais hesitante. Eles eram duas "manteigas derretidas", mas eu tinha a impressão de que ela era o elo mais fraco da corrente.

– Se você permitir que ele roube a cama – eu disse a ela –, a próxima parada é o hospício. Você tem que acabar com isso de uma vez por todas.

– Eu sei – ela respondeu com voz fraca e desanimada. – Mas ele não me escuta.

E ali estava o maior problema daquela família: pais com medo de contrariar o filho.

Virei-me para Jordan.

– Fique em pé, rapazinho – eu disse em meu tom firme, porém educado de psicólogo, e, já que ele era uma criança e a maioria das crianças está acostumada a obedecer, ele se levantou. – Você também – eu disse a Petra, ficando eu mesmo em pé para que ela não se sentisse um animal de circo. Ela também obedeceu, embora parecesse um pouco incerta. – Ótimo. Agora – eu disse, olhando para ela e apontando para Jordan –, pegue-o no colo, mamãe.

Ela sorriu, duvidando que eu estivesse falando sério. Eu estava.

– Você quer mesmo que eu pegue o Jordan no colo?

– Sim.

– Por quê?

Eu dei de ombros.

– Não importa. Pegue-o no colo.

Fazendo uma careta, ela andou até Jordan, pegou-o nos braços e o levantou do chão sem muita dificuldade. Ele era alto, mas magricela.

Jordan riu e se contorceu nos braços da mãe.

PAIS QUE TÊM MEDO DE CONTRARIAR OS FILHOS PODEM SER CAUSADORES DE GRANDES PROBLEMAS.

Petra largou-o e olhou para mim.

– Está vendo? – perguntei a ela.

Ela pareceu intrigada por um momento, depois sorriu.

– Bem, sim, mas...

Eu a interrompi.

– Você pode arranjar desculpas se quiser, mas elas não vão ajudar. Foram as desculpas que trouxeram vocês ao meu consultório. Não lhe parece que a hora delas já passou?

Ela abriu a boca como se fosse dizer algo, mas fechou-a outra vez e simplesmente assentiu.

– Muito bem então – eu disse, apontando para as cadeiras outra vez. – Vamos dar um jeito nesse roubo de camas?

Ela assentiu novamente.

– Sim, por favor.

ONDE O PROBLEMA COMEÇOU

Jordan era um ladrão de camas, disso nós já sabíamos, mas seus pais o haviam praticamente obrigado a ser um. Eles estavam deixando a porta da frente aberta e um cartaz no gramado anunciando: "Ei, ladrões, entrem e roubem a nossa casa. Não vamos reclamar."

Lembre-se de que crianças precisam de limites.

Se você não construir cercas, seus filhos vão seguir em frente até darem de cara com uma. Este é um dos princípios básicos da infância: seguir correndo até chegar à cerca. Algumas crianças só precisam vê-la, outras precisam dar de cabeça com ela, mas todas precisam de cercas.

> SE VOCÊ NÃO CONSTRUIR CERCAS, SEUS FILHOS VÃO SEGUIR EM FRENTE ATÉ DAREM DE CARA COM UMA.

Os pais de Jordan vinham desrespeitando seus próprios limites, a ponto de cederem a cama do casal. Se você está dormindo na cama do seu filho e ele ocupa a sua, algo está seriamente errado. Não há nada de mais em abrir uma exceção quando a criança se assusta com pesadelos, trovões ou coisas do tipo, mas quando ela se muda definitivamente para o seu quarto é preciso reavaliar os limites.

Simon e Petra tinham cedido e movido a cerca de lugar, e agora a bagunça havia se instalado. Eles estavam sendo muito permissivos e precisavam endurecer com Jordan.

O SONO DAS CRIANÇAS GRANDES

À medida que as crianças crescem, os problemas para dormir costumam ter como causa a disciplina, mais que as bizarrices dos menores. Crianças pequenas saem da cama porque perderam a colher, porque se assustaram com a cadeira ou porque o ursinho as chamou para brincar. Crianças mais velhas se levantam simplesmente porque querem. Elas tendem a não dar explicações estranhas, apenas se levantam e pronto.

Assim como nos exemplos anteriores, tudo é uma questão de rotina, técnica e limites. O sono dos maiores está mais diretamente ligado à questão de quem dá as ordens no galinheiro. Como resultado, os planos desenvolvidos para eles precisam se basear em princípios de manejo de comportamento. Vou explicar isso detalhadamente mais adiante, mas por enquanto vamos nos ater ao contexto de Jordan.

Para ser curto e grosso, Jordan estava sendo recompensado por se comportar como um tirano. Quando ele batia o pé e se recusava a ir para a cama, era beneficiado de três formas: primeiro, experimentava o intenso prazer psicológico que todas as crianças sentem ao manipular os pais; segundo, conseguia ficar acordado até tarde; e, terceiro, recebia um monte de atenção.

Faltavam limites e consequências que fossem relevantes para Jordan.

Consertando Jordan

– Do que é que você mais gosta no mundo inteiro, Jordan? – perguntei.

Como não fazia a menor ideia da arapuca em que estava se metendo, ele candidamente respondeu:

– De jogar futebol.

– É o que você mais gosta na vida?

Ele assentiu.

– Jogar futebol é a melhor coisa do mundo.

Dava para ver nos olhos dele: o garoto era completamente maluco pelo esporte.

– O.k. – disse eu, virando-me para os pais. – Quando vocês querem que ele comece a dormir na própria cama?

Fiz a pergunta em um tom despreocupado para indicar que isso deixaria de ser um problema – eles só tinham que escolher a noite. Fiz isso por dois motivos: primeiro, para transmitir um pouco de confiança aos três e, segundo, porque era verdade.

Eles se entreolharam, e então Petra falou um pouco hesitante:

– O mais rápido possível.

– Hoje à noite?

Ela sorriu, como se não tivesse certeza de que eu estava falando sério.

– Se for possível.

Encarei Jordan novamente.

– O que é mesmo que você mais gosta de fazer na vida?

Dessa vez ele demorou um pouco mais para responder, porque, inteligente como era, percebera minhas intenções antes de seus pais.

– Humm... de jogar futebol.

Eu ri.

– Você é um garoto esperto, Jordan. O que acha que eu vou dizer para os seus pais fazerem?

Ele me olhou com uma expressão dividida, ao mesmo tempo satisfeito consigo mesmo por ter adivinhado a minha estratégia, mas absolutamente contrário à ideia.

– Para não me deixarem jogar futebol se eu não ficar na minha cama?

Abri um sorriso. Eu estava gostando daquele rapaz.

– Na mosca.

Simon e Petra trocaram um olhar que eu já tinha visto muitas vezes. Era um olhar que dizia: "Não podemos fazer isso, é muita crueldade!"

– Não comecem – eu disse a eles.

– O que foi? – perguntou Simon.

– Não façam essa cara de "não podemos fazer isso, é muita crueldade".

– É que parece um pouco radical – disse Simon.

Foi a minha vez de dar de ombros.

– E ter a sua cama roubada por uma criança de 8 anos parece o quê? Vocês não acham que precisam endurecer um pouco se quiserem recuperar a autoridade?

– Mas ele adora o futebol – disse Petra. – Não sei se podemos simplesmente tirar isso dele.

Jordan olhou para os pais, e sua expressão já parecia mais relaxada, quase confiante.

– Ele não hesita em tirar o seu direito a uma boa noite de sono – eu disse.

Como pais, todos nós fraquejamos às vezes. Eu faço isso tanto quanto qualquer outro pai. O amor é a nossa perdição – o amor e a fadiga.

– Então, você quer dizer que nós não devemos deixá-lo jogar futebol se ele não dormir na própria cama? – perguntou Petra.

Eu assenti:

– Isso.

Ela franziu a testa.

– Mas e se ele nunca mais conseguir jogar porque não consegue dormir sozinho?

Eu filosofei:

– Pensem em todo o dinheiro que vocês economizarão com as mensalidades da escolinha.

Jordan parecia petrificado.

– Eu não vou faltar ao futebol! – ele exclamou.

– Então acho melhor você dormir na sua cama esta noite – eu disse.

Simon estava pensativo. Do casal, acho que ele era o mais farto daquela situação.

– Você está certo – ele disse por fim. – Nós estamos sendo muito permissivos.

Petra olhou para ele surpresa.

– Você acha que nós devemos mesmo fazer isso?

Ele assentiu.

– Acho. Chega dessa situação ridícula. Se o Jordan consegue dormir sem problemas na casa dos amigos, por que não pode fazer o mesmo em casa? Se não enfrentarmos o problema agora, quando vamos resolvê-lo?

O pavor de Jordan passou de leve a máximo.

– Mas vocês não podem me impedir de jogar futebol – ele disse, com pânico e lágrimas começando a aflorar nos olhos.

– Podem, sim – disse eu. – Eles são seus pais. Podem impedir o sol de nascer se quiserem.

Simon virou-se para Jordan.

– Não queremos cortar o futebol, mas, se você não ficar na sua cama, é o que vamos fazer.

– Mas... – Jordan começou a dizer.

– Não, Jordan – Petra o interrompeu, chegando um pouco atrasada à festa, mas antes tarde do que nunca, como diz o ditado. – Seu pai está certo. Nós temos sido bonzinhos demais, e isso tem que mudar. Você precisa dormir na sua cama.

– Mas...

– Então, o que temos que fazer? – perguntou Simon, ignorando o desespero cada vez mais profundo do pobre Jordan.

Era muito simples.

Eles deviam estabelecer uma rotina para as noites, exatamente como descrevi nos capítulos anteriores: jantar, banho, um pouco de tempo livre, depois uma história lida na cama. Jordan deveria se deitar às 20 horas e ponto final. Se saísse do quarto por qualquer outro motivo que não um incêndio ou um verdadeiro ataque de vampiros, ficaria sem o jogo de futebol no fim de semana. Para cada noite que ficasse na cama, ganharia um treino especial de vinte minutos com o pai.

Liguei para eles uma semana depois.

– E aí, como foi? – perguntei a Petra.

– Inacreditável! Ele conseguiu dormir sem problemas todas as noites.

Eu sorri.

– Muito bem.

– Na primeira noite ele fez um pouco de drama, choramingando na porta do quarto.

– O que vocês fizeram? – perguntei.

– Fizemos o que você mandou: endurecemos. Dissemos que, se ele colocasse um pé para fora do quarto, ficaria sem futebol e que estávamos falando sério.

– E o que ele fez?

– Insistiu por uns vinte minutos, mas nós o ignoramos, e então ele foi se deitar. Saiu da cama mais algumas vezes, mas a cada vez reclamava um pouco menos. Quando fomos dar uma olhada nele, às 21h30, estava num sono profundo.

– Fantástico! Vocês conseguiram. O modo como reagiram foi perfeito, por isso funcionou. Estão se sentindo melhor?

Eu quase pude ouvir o sorriso de Petra se abrir.

– Mil vezes melhor! As noites agora são agradáveis em vez de estressantes.

Mais uma vez, quem poderia imaginar?

SEGREDOS DO SONO PARA CRIANÇAS GRANDES

- Lembre-se dos 3 Rs: rotina, rotina, rotina.
- Assim como com as crianças pequenas, livre-se de tudo o que não for condizente com o sono (sucos, televisão ligada, luzes acesas, jogos de computador).
- Quando seus filhos se deitarem, diga que é hora de dormir. Não negocie a hora de ir para a cama.
- Se saírem da cama, aplique uma consequência que seja relevante para eles, o que geralmente significa ficar sem alguma coisa da qual gostam muito.
- Se persistirem em se levantar, leve-os de volta para o quarto com calma, mas com firmeza, e saia outra vez.
- Faça isso quantas vezes for necessário (mil vezes, se for o caso), até eles entenderem que devem ficar na cama.
- Se vierem para o seu quarto no meio da noite, repita o mesmo processo.
- Recompense cada noite de sucesso com algo especial.

Alimentação

Problemas relacionados à alimentação levam os pais à loucura. Crianças enjoadinhas para comer, com preferências estranhas ou que fazem jejuns periódicos costumam causar muita dor de cabeça a pais e mães.

Mais uma vez, essas dificuldades estão entre as mais fáceis de se superar. Os problemas alimentares geralmente se resolvem sozinhos.

Não acredita em mim? Em 1972, um time de rugby sofreu um acidente de avião na Cordilheira dos Andes e ficou perdido por muito tempo nas montanhas. Depois que todas as barras de chocolate haviam sido consumidas, eles comeram neve por alguns dias, mas logo se deram conta de que assim não iriam sobreviver e acabaram comendo partes de seus companheiros mortos.

> Pessoas famintas comem até umas às outras. Isso é tudo o que você precisa saber para resolver os problemas de alimentação de seus filhos.

Eles foram inteligentes. Pessoas famintas comem – e podem até comer umas às outras se necessário. Isso é tudo o que você precisa saber para solucionar qualquer problema na alimentação de seus filhos.

Parte 4

CAPÍTULO 8

O MENINO QUE NÃO QUERIA COMER VERDURAS

CASO 4	
FAMÍLIA	Paddy (33), Karen (33) e o bebê Steven (18 meses).
PROBLEMA APRESENTADO	Steven é muito chato para comer e não aceita frutas nem verduras. É difícil fazê-lo comer qualquer alimento de modo regular. A única coisa de que ele parece gostar é leite, o qual bebe aos litros.
OBSERVAÇÕES	Na verdade, o garoto é *viciado* em leite.

Assim que conheci essa família, percebi que Karen era uma boa mãe e Paddy era o típico pai de primeira viagem, que se esforçava para dar a ela todo o apoio. Eles entraram no consultório com o pequeno Steven agarrado à mamadeira e mais um monte de bagagens. É fácil identificar pais novatos a quilômetros de distância: eles sempre carregam pelo menos uma mochila cheia.

– Então o seu filhote é chato para comer? – perguntei.

Karen revirou os olhos.

– Chato com C maiúsculo! – disse.

– Então me fale sobre ele – eu disse.

Steven era um bebê maravilhoso em quase todos os aspectos. Tinha bom temperamento, sempre dormira bem e estava passando por todas as etapas normais que se espera de uma criança da sua idade. A única coisa que não ia bem era a alimentação. Até parecia que Steven estava compensando o fato de ser tão perfeito rebelando-se na hora das refeições.

– Não consigo fazê-lo comer verduras – disse Karen. – É impossível convencê-lo a pôr qualquer coisa remotamente verde na boca.

– O que ele come? – perguntei.

A dieta de Steven estava um pouco fora dos eixos, mas não demais. Ele tomava uma mamadeira de leite pela manhã antes do desjejum, outra antes dos lanches da manhã e da tarde, e também antes do almoço e do jantar. Aparentemente, não havia algo de que ele gostasse mais que uma garrafa de *Château Lait* morninho. De fato, recusava-se a começar qualquer refeição sem sua mamadeira.

– Ele é viciadinho em leite – disse Karen.

Ele era mesmo, mas vamos discutir isso mais adiante.

Steven beliscava algumas coisas, mas nada em grande quantidade ou com regularidade. Não comia verduras e só às vezes aceitava banana picadinha, nunca em rodelas.

– No final das refeições, estou sempre exausta e geralmente cercada de restos da comida que preparei e que ele só provou e depois recusou.

Notei o relativo silêncio de Paddy. Ele tinha falado bastante no início, mas, assim que entramos no assunto da alimentação, ficara calado. Era evidente que a questão afetava mais a mãe que a ele.

– O que você acha, Paddy? – perguntei.

Ele deu de ombros.

– Ele é meio enjoadinho para comer, mas parece bem saudável.

Olhei para Steven, que estava brincando alegremente com os blocos de montar e parecia totalmente despreocupado.

– Então, o que vocês esperam desta nossa consulta? – perguntei.

– Gostaríamos de aprender uma estratégia para fazê-lo comer direito – disse Karen. – Eu gostaria muito que ele comesse algumas verduras e mais frutas.

– Muito bem – eu disse. – Posso começar?

– Sim, por favor – disse ela.

Respirei fundo e recitei minha teoria sobre a alimentação de crianças pequenas:

– Em 1972, uma equipe de rugby sofreu um acidente de avião nos Andes – eu disse, repetindo as palavras que sabia de cor.

Enquanto relatava a conhecida história de sobrevivência e canibalismo nas montanhas, observei o rosto de Karen perder a cor e Paddy abrir um sorriso.

– Ao que parece – eu disse em tom indiferente –, cérebro podre tem gosto de queijo.

Karen fez uma careta de nojo profundo.

Paddy explodiu em uma gargalhada.

Acho que só os homens entendem a minha história.

ONDE O PROBLEMA COMEÇOU

Karen e Paddy tinham caído em uma das armadilhas mais antigas que existem por aí: haviam deixado a ansiedade em relação à alimentação do filho transformá-los em cozinheiros particulares. Viviam tão preocupados que o pobre Steven não estivesse recebendo todos os nutrientes necessários que acabavam preparando cem pratos diferentes para tentar fazê-lo comer pelo menos um.

AS CRIANÇAS APRENDEM RÁPIDO, E UMA DAS PRIMEIRAS LIÇÕES QUE ABSORVEM É COMO FAZER OS PAIS COMEREM NA SUA MÃO.

Steven era apenas um bebê, mas já estava começando a compreender que a comida era uma forma de controlar os pais. Mais dois meses e teria treinado os dois a darem saltos mortais de costas. As crianças aprendem rápido, e uma das primeiras lições que absorvem é como fazer os pais comerem na sua mão.

PROPAGANDA E MEDO

O problema é que há muitas pessoas tentando nos vender de tudo o tempo todo, e a maioria delas não se importa de apelar para os nossos medos. Afirmam que precisamos beber 70 litros de água por dia e comer alimentos com alto teor de fibras, baixo teor de gordura, grande concentração de cálcio, pequena concentração de sal e baixo teor de carboidratos. Além disso, é imprescindível evitar alimentos com baixo teor de fibras, alto teor de gordura, pequena concentração de cálcio, grande concentração de sal e alto teor de carboidratos. Eles são um veneno!

E, no que diz respeito às crianças, é ainda pior, porque sabemos que elas estão CRESCENDO e que seu CÉREBRO está EM DESENVOLVIMENTO!! Se não lhes dermos uma QUANTIDADE BALANCEADA DE NUTRIENTES CORRETOS CIENTIFICAMENTE COMPROVADOS, elas vão crescer BURRAS e FEIAS!! E, se forem BURRAS e FEIAS, não vão ter SUCESSO nem desenvolver suas HABILIDADES e acabarão com BAIXA AUTOESTIMA!!

> A ANSIEDADE DOS PAIS EM RELAÇÃO À ALIMENTAÇÃO DOS FILHOS FAZ MUITO MAL ÀS CRIANÇAS.

Quem acredita em todas as bobagens escritas nos rótulos dos alimentos hoje em dia só pode ser maluco. Aparentemente, precisamos não apenas ingerir "aminoácidos essenciais", como também devemos lavar a cabeça com eles.

E o que dizer daquelas pessoas que só deixam seus filhos comerem alimentos orgânicos e sem transgênicos? Elas acreditam que o mundo é cheio de toxinas e que todos devemos nos submeter a lavagens estomacais regularmente para "desintoxicar" o corpo. Desculpe, mas, no que me diz respeito, existem certos lugares onde água quente com sabão jamais deveria entrar.

Pessoalmente, gosto de comida orgânica, mas não porque eu seja hippie. Não acredito que alimentos transgênicos possam me matar, mas acho que comida natural tem gosto melhor. Só porque algo é "livre de transgênicos" não significa que seja automaticamente bom. Um monte de coisas são totalmente orgânicas e não transgênicas e fazem muito mal: cicuta, viúvas-negras, tornados e tubarões-brancos, só para listar algumas.

Os anunciantes sabem de tudo isso. Eles exploram nosso medo e nossas inseguranças, apelando para os aspectos mais instáveis e neuróticos da mente humana.

– Se você não se importa com o risco de o seu bebê crescer FEIO e BURRO, então pode dar qualquer lixo para ele comer – dizem. – Mas, se quiser que ele cresça BONITO e INTELIGENTE, alimente-o apenas com os nossos produtos CIENTIFICAMENTE COMPROVADOS!!

Eles se aproveitam do fato de os pais viverem preocupados com o que os filhos comem. Valem-se do medo constante dos pais de não estarem alimentando corretamente os filhos e de que, de alguma forma, estejam fazendo mal a eles. É essa ansiedade que muitas vezes impede os pais de estabelecerem hábitos alimentares saudáveis para seus filhos.

Porém, antes de nos aprofundarmos nesse assunto, vamos falar sobre os Militantes do Peito, que muitas vezes são os responsáveis por desencadear a ansiedade alimentar nas mães.

MILITANTES DO PEITO

Eu não poderia escrever este livro sem dizer pelo menos algumas palavras sobre os Militantes do Peito, os MP. Minha esposa e eu participamos de cursos pré-natais quando ela estava grávida de nosso primeiro filho. Estávamos tão ansiosos e inseguros quanto qualquer casal nessa situação, e procurar ajuda nos pareceu a coisa mais sensata a fazer. Algumas aulas foram interessantes, mas a maioria delas um tédio quase insuportável, pois tudo era repetido no mínimo oito vezes, e eu *odeio* repetições desnecessárias. Ouvir uma vez é suficiente para mim.

Somente duas partes do curso despertaram meu interesse. A primeira foram as aulas sobre o manejo da dor durante o parto – em que se anunciou muito claramente que a anestesia peridural era para covardes choronas e que o parto "natural" era a única escolha decente para uma mãe de respeito. A segunda foram as orientações sobre amamentação. O assunto foi discutido com muitos detalhes, mas ninguém mencionava mamadeiras. Perguntei o porquê disso, e me disseram que era proibido falar sobre mamadeiras, pois era necessário estimular as mães a darem o peito. Em um canto da sala havia alguns panfletos sobre alternativas, como leite de vaca e fórmulas em pó, mas não podíamos discutir essas informações. Acho que era uma determinação da Organização das Nações Unidas, ou da Organização Mundial da Saúde, ou algo assim.

Não é engraçado? As convenções da ONU não conseguiram impedir o genocídio em Ruanda, mas conseguem impedir pessoas comuns de falarem sobre dar mamadeira a seus filhos. Talvez a culpa fosse da OMS, mas eu suspeito de que, na verdade, aquilo fosse coisa dos Militantes do Peito.

Por favor, não me entenda mal: é evidente que mamar no peito da mãe é a melhor coisa para os pequeninos. A composição química do leite materno se altera com o tempo, de modo a se ajustar às necessidades do bebê, e ele tem muito mais nutrientes que qualquer fórmula. Vamos deixar bem claro que, se você tiver essa escolha, a amamentação é o melhor caminho, sem dúvida alguma. Mas por que não podemos nem *falar* sobre as alternativas?

Desconfio que aí se encontra o dedo dos MP. Os tópicos da gravidez e do parto infelizmente estão sujeitos a influências ideológicas, especialmente no que diz respeito à amamentação. A defesa do aleitamento materno é ótima até certo ponto, mas nem sequer explicar aos casais como dar mamadeira aos filhos me parece totalmente errado.

Muitas mães se sentem fracassadas porque não conseguem amamentar e precisam descobrir sozinhas como alimentar seus filhos. Algumas mulheres até acreditam que podem prejudicar seus bebês se usarem leite em pó. Muitas vezes, essa ansiedade toma conta de todo o processo da alimentação, causando muitos problemas.

Quero que fique muito claro: nenhum bebê jamais morreu por ter tomado leite na mamadeira. Meu cunhado nunca mamou no peito e, fora o fato de ser dentista e ter uma fascinação pouco saudável pelo Led Zeppelin, parece ser uma pessoa normal.

Salman Rushdie meteu-se em encrencas por escrever de modo pouco lisonjeiro sobre o profeta Maomé, e os aiatolás chegaram a condená-lo à morte. Receio que os MP possam se sentir igualmente ofendidos e decretar que eu seja afogado em um barril de leite por dizer isso.

Azar. Não suporto ver pessoas tentando fazer pais e mães se sentirem culpados, seja de propósito ou não. Se por qualquer motivo não for possível amamentar no peito, temos que pensar no que é melhor para o bem-estar da mãe e do bebê. Sentimentos de culpa não são bons para ninguém.

Isso nos leva de volta à questão de que é preciso encarar a alimentação com menos estresse. E quem é mais despreocupado com a comida do que a figura paterna?

USE A PSICOLOGIA PATERNA

Embora nós, homens, possamos ter nossos defeitos (por exemplo, incapacidade de vestir as crianças com roupas que combinem, ou de aprender a diferença entre roupas de festa e roupas de todo o dia, ou ainda de pentear nossos filhos direito), costumamos fazer algumas coisas muito bem. Os homens tendem a não se preocupar tanto com certos aspectos da criação dos filhos, pelo menos enquanto eles são pequenos. É claro que só podemos nos dar ao luxo de sermos menos estressados porque, se algo der errado, a maioria das pessoas culpa as mães. Os pais também tendem a passar o dia fora trabalhando e veem apenas o bom comportamento quando chegam em casa, depois que as mães passaram o dia botando ordem no galinheiro.

Uma das principais áreas de "relaxamento paterno avançado" é a comida. Nós geralmente não nos preocupamos com a alimentação de nossos filhos. Se o papai for o encarregado do lanche, o cardápio provavelmente não envolverá grandes preparações, como os lanches quentinhos que a mamãe prepara com os mais frescos ingredientes. Pelo contrário, é grande a possibilidade de tudo vir do armário, em embalagens plásticas coloridas: barras de cereal, salgadinhos e biscoitos industrializados. Se as crianças tiverem sorte, vão comer em pratos, mas na maior parte das vezes o lanche só vem acompanhado de um aviso para não deixar cair farelos no tapete.

E o milagre é que a maioria das crianças dá um jeito de sobreviver aos lanches de seus pais sem desenvolverem escorbuto nem perderem a visão.

O outro aspecto positivo da postura dos pais em relação à comida é que não costumamos nos preocupar se nossos filhos não comem muito.

– Veja – diz a mãe com a voz carregada de ansiedade. – Ele não comeu nada!

O pai olha para o prato, pensando em algo para dizer que demonstre que ele está ouvindo e que é um pai consciente e comprometido. Como nada lhe ocorre – porque ele realmente não vê nada de mais naquilo –, o homem simplesmente dá de ombros:

– Ele está ótimo, não se preocupe.

A mãe faz aquela cara, a mesma de quando ele veste as crianças com cores e estilos incompatíveis. O pai, percebendo que não se preocupar não faz parte das opções disponíveis, sugere que ela ofereça uma banana.

– Essa é a sua resposta para tudo? – ela retruca. – Uma banana?

Ele dá de ombros outra vez, sentindo o chão se abrir sob seus pés como sempre acontece quando ele faz ou diz algo errado, apesar de todo o seu esforço para ajudar.

– Quem sabe uma maçã então? – tenta.

Esse tipo de situação enlouquece as mães. Elas se preocupam com vitaminas, nutrientes, escorbuto e todo o tipo de doenças. Os pais, em geral, não. Eles operam com a lógica perfeitamente razoável de que as crianças de países desenvolvidos não morrem de fome. Raciocinam que, se não costumam ler notícias sobre um grande número de crianças que morreram de inanição em casas onde há comida farta, deve ser porque isso não acontece.

Conscientemente ou não, os pais também operam com a lógica de que, se uma criança estiver com fome, ela vai comer. Eles se guiam pela ideia de que, se o filho recusar o jantar, nada de mais vai acontecer.

É claro que isso também significa que muitas vezes os pais podem agir como idiotas. Eles podem dar alimentos cheios de açúcar aos filhos antes das refeições, o que enche a barriguinha deles o suficiente para atrapalhar tudo, e podem fazer outras bobagens, como deixar as crianças comerem a sobremesa mesmo que não tenham jantado. Portanto, não me entenda mal: não aja sempre como um pai, porque os pais podem ser bem tolos. Mas, quanto a se estressar menos com a comida, nisso todos devem se espelhar neles.

> AS MÃES SE PREOCUPAM COM VITAMINAS, NUTRIENTES, ESCORBUTO E TODO O TIPO DE DOENÇAS. OS PAIS, EM GERAL, NÃO.

AS TRÊS REGRAS DE OURO DA ALIMENTAÇÃO INFANTIL

1. Uma criança com fome come.
2. São necessários cerca de 20 *ecas* para obter um *oba*.
3. Ensine as crianças a escutarem o estômago, e não a olharem para o prato.

Crianças famintas comem

Crianças bem-alimentadas e enjoadinhas não comem. Essa é uma das grandes verdades da vida. Felizmente para nós, outra verdade é que crianças famintas comem. Quando o corpo queima todo o combustível que há no tanque, o estômago começa a mandar sinais para o cérebro. Inicialmente, são sugestões bem-educadas, mas que se não forem acatadas logo progridem para vontades urgentes e daí para exigências desesperadas.

> SÓ UMA COISA CONSEGUE FAZER UMA CRIANÇA ENJOADINHA COMER, E ESSA COISA É A FOME.

Só uma coisa consegue fazer uma criança enjoadinha comer, e essa coisa é a fome. Isso é fantástico, porque você não precisa fazer nada para provocar a fome. Na verdade, só precisa esperar. O tempo resolve 98% dos problemas alimentares das crianças.

Algumas pessoas dizem que "quem espera desespera". No entanto, também há quem diga que "quem espera sempre alcança".

Eu estou no segundo grupo.

Quando uma criança sentir fome, ela vai comer.

Isso é tudo o que você precisa saber.

As regras dos 20 *ecas* para cada *oba*

Se quiser que o seu pequeno exclame "oba, brócolis!", então vai ter que se preparar para ouvir 20 vezes "eca, brócolis!" antes. Essa não é uma teoria maluca inventada por mim, é o que dizem os especialistas que estudam o comportamento alimentar infantil. Em média, é preciso apresentar um novo alimento de 17 a 20 vezes antes que uma criança aceite prová-lo. Vinte *ecas* para um *oba*.

O princípio a ser usado com crianças pequenas, portanto, é o de múltiplas apresentações sem insistência. Se você quer que seus filhos provem algo novo, tem que estar preparado para esperar. E, por mais que isso pareça um pecado, quando nos deparamos constantemente com imagens da fome na África, também é preciso tolerar alguns desperdícios. Se essa ideia a faz sentir-se extremamente culpada, doe a comida que não for consumida.

Apresente o novo alimento à criança várias vezes, sem forçá-la a comer. Você vai notar que o número de vezes, curiosamente, ficará em torno de 20.

É muito importante não forçar a criança, já que esse é o modo mais eficiente de criar resistência a um alimento. Se você insistir, ela vai resistir, e aí a regra dos 20 *ecas* irá para o espaço e o número de apresentações se multiplicará vertiginosamente. Forçar uma criança a comer algo é ruim por vários motivos, os quais explicarei melhor na próxima seção, mas o principal é que simplesmente não funciona. Se quiser que o Joãozinho pegue nojo de cenouras, enfie-as na boca do pobrezinho enquanto ele berra em protesto.

> VOCÊ NÃO PRECISA FAZER NADA PARA PROVOCAR A FOME. SÓ PRECISA ESPERAR.

ENSINE SEU FILHO A ESCUTAR O ESTÔMAGO, E NÃO A OLHAR PARA O PRATO

Se você perguntar a uma pessoa obesa quando ela para de comer, a resposta provavelmente será: "Quando o prato está vazio." Se fizer a mesma pergunta a uma pessoa magra, provavelmente ouvirá: "Quando me sinto satisfeita."

Pessoas obesas raramente deixam comida no prato. Pessoas magras fazem isso com frequência.

A diferença entre ter ou não um problema com o peso muitas vezes tem a ver com prestar atenção no que se vê no prato ou nos sinais que o corpo envia. Algumas pessoas simplesmente *precisam* comer tudo o que veem; outras veem coisas gostosas e não as comem porque não estão *sentindo* fome.

A obesidade infantil é uma epidemia crescente. A geração atual de crianças é a primeira com expectativa de vida menor que a de seus pais. Isso tem muitos motivos: uma vida mais sedentária, alimentos mais calóricos, pais que não se dão ao trabalho de preparar refeições decentes para os filhos e a disponibilidade imediata de porcarias industrializadas em praticamente qualquer esquina.

Por que temos uma incidência cada vez maior de câncer, diabetes e doenças cardíacas? Porque comemos demais e, o que é pior, preferimos as porcarias industrializadas aos alimentos frescos.

É importantíssimo ensinarmos os nossos filhos a comerem direito. Isso não significa apenas usar garfo e faca e não cuspir a comida no chão, mas também consumir os alimentos certos em quantidades adequadas. Existem centenas de livros sobre a correta alimentação infantil, então não vou tratar disso aqui.

Comer na quantidade certa também é fácil. Nós viemos ao mundo com um sistema bastante bom para regular nossa ingestão de alimentos, de modo a obtermos os nutrientes necessários. A idade e as experiências, porém, podem desorganizar esse sistema. Observando crianças em uma festinha, nota-se uma coisa interessante. As mais novas tendem a comer menos doces que as mais velhas. Os menores comem até o estômago avisar que está cheio de açúcar e então geralmente param. As mais velhas tendem a comer mais doces porque já aprenderam a ignorar os sinais de saciedade e a se concentrar no que está na frente de seus olhos. Também é verdade que as crianças comem mais quando estão vendo televisão – novamente, porque se atêm a um foco externo e desconsideram os sinais internos.

O resultado de tudo isso é que você jamais deve forçar seus filhos a limparem o prato. É melhor dizer: "Você não precisa comer tudo, só até sentir que a barriga está cheia." Também é bom deixar claro que, depois que terminarem, só vão comer de novo na próxima refeição, então é melhor comerem o suficiente para aguentarem até lá. Mas não os obrigue a comer tudo. Se forçar seus filhos a limparem o prato, você os colocará no caminho para futuros problemas com o peso.

Em nossa casa, os meninos sempre decidiram sozinhos quando estavam satisfeitos. Isso não quer dizer que eles possam levantar da mesa no meio do jantar para brincar. Quem termina deve esperar sentado até que todo mundo acabe de comer para então sair da mesa e continuar bagunçando a casa. As refeições são momentos em família e uma parte importante da rotina diária, não uma paradinha rápida para um lanche qualquer. A única coisa que os garotos têm que terminar antes de saírem da mesa é o leite. Eles precisam tomar todo o leite, isso não negociamos. Não adianta reclamar nem se fazer de desentendido. Termine seu leite e então pode ir brincar.

Acostumar-se a isso foi um pouco difícil para a mãe dos meninos. Nosso filho mais novo às vezes come como um passarinho anoréxico.

Certos dias ele belisca um pedacinho de alguma coisa e pronto – literalmente, come uma única garfada. Minha abordagem como pai sempre foi a de que ele estará simplesmente faminto na próxima refeição.

Quando está com fome, ele come. Pode haver fases em que mal toca no prato, mas em outras se empanturra como um estivador. O que sabemos é que ele aprendeu a comer quando seu estômago avisa que está precisando de combustível e a parar quando ele diz que o tanque está cheio.

Ele pode vir a ser muitas coisas na vida – eu tenho alguns palpites a respeito disso, nem todos muito agradáveis para sua pobre mãe –, mas gordo não será uma delas.

CONSERTANDO STEVEN

Vamos retornar ao menino que não queria comer verduras. A primeira coisa a fazer era parar com aquela história de leite a toda hora. Steven era um viciado, e sua droga era branca e vinha da vaca. O problema de tomar uma mamadeira antes das refeições era que o leite lhe dava a sensação de estar satisfeito, e a chance de experimentar alimentos novos era muito menor com a barriga cheia.

– Mas ele vai fazer o maior escândalo se não ganhar seu leite! – disse Karen.

Eu assenti.

– Sem dúvida que vai.

Ela ficou esperando que eu dissesse mais alguma coisa a respeito do leite. Apenas encolhi os ombros.

– Ah – ela disse. – O.k.

– O caminho para a salvação, neste caso, é feito de lágrimas – filosofei. – Meu conselho é que vocês não se assustem com elas.

Karen e Paddy se entreolharam.

– O segundo passo é parar de oferecer refeições de múltipla escolha.De agora em diante, ou ele come o que está no prato, ou simplesmente não come. Pode parecer cruel, mas vocês precisam acreditar que uma criança com fome sempre come. Quando Steven sentir fome, ele *vai* comer. Vocês só precisam esperar.

– Mas e se ele não comer nada durante vários dias? – perguntou Karen, precipitando-se para a pior das hipóteses como se fosse a mais óbvia.

– Bem, em primeiro lugar, isso é muito improvável e, em segundo, existem alguns truques. Vocês podem começar apresentando alimentos dos quais sabem que ele gosta e acrescentar coisas novas como acompanhamento. E lembrem-se: quantas vezes é preciso servir um alimento novo antes de uma criança prová-lo?

– Mais ou menos 20 vezes – respondeu Paddy.

– Isso mesmo. Vocês têm que estar preparados para servir a cenoura pelo menos 20 vezes até que ele se disponha a pelo menos olhar para ela. Não o forcem, apenas coloquem a comida no prato e deixem a curiosidade agir. Combinado?

Ambos assentiram obedientemente.

– Ótimo. Agora precisamos usar algumas estratégias no que diz respeito à comida. Quero que vocês introduzam as frutas e as verduras como brinquedos.

Karen olhou para mim confusa.

– Você quer dizer...

– Eu quero que você amasse bananas entre os dedos junto com ele. Quero que role laranjas pelo chão como se fossem bolas de boliche. Quero que se esconda atrás de folhas de alface e jogue futebol no prato com a couve-flor.

Ambos sorriram, entendendo imediatamente o porquê daquilo tudo.

– Então devemos ensiná-lo a pensar que frutas e verduras são divertidas, e não um motivo de briga? – perguntou Paddy.

– Exatamente. Também quero que vocês leiam histórias sobre comida para ele. Não o tempo todo, é claro, mas misturadas às histórias de sempre.

– Então é isso – disse Karen. – Oferecer menos escolhas, não dar leite antes das refeições e tornar a comida mais divertida.

Eu assenti:

– Isso mesmo.

– Parece muito simples – ela disse.

– E é.

Quando eles estavam saindo, entreguei a Karen um envelope lacrado.

– Use isto em caso de emergência – falei para ela.

– O que tem aí dentro? – ela perguntou.

– Instruções que você deve seguir quando ficar preocupada porque ele não quis comer nada no jantar. E me liguem se precisarem.

Após um mês sem notícias, telefonei para Karen para ver como estavam indo as coisas.

– Ah – ela exclamou quando eu me identifiquei. – É você!

Não era exatamente a saudação que eu estava esperando.

– Como vão as coisas? – perguntei.

– No início, foi um pesadelo – ela disse. – Na primeira noite ele berrou por vinte minutos pedindo o leite e depois se recusou a comer qualquer coisa.

Fiz uma careta de dor do outro lado da linha.

– É mesmo?

– Sim. Ele uivava como uma alma penada.

– O que você fez?

– A boba aqui fez o que você mandou.

– Ignorou os gritos e cumpriu o combinado?

– Sim.

– Ótimo – eu disse, tentando soar animado. – E aí...

– E aí aquilo se tornou rotina. Parecia que estávamos arrancando os braços do Steven do jeito que ele reclamava. Eu tinha a impressão de que ele iria explodir cada vez que sentávamos para comer.

– E as frutas e verduras?

Ela riu.

– Quase sempre acabavam no chão.

– Sei... – mais uma careta dolorosa.

Pelo seu tom de voz, eu tinha certeza de que ela desistira do meu plano e voltara ao antigo comportamento. E ainda devia estar espalhando para as amigas como eu não fora capaz de ajudá-los.

– Então, gostariam de marcar uma consulta para conversarmos sobre outras estratégias?

– Não.

Hum...

– Certo... Então, o que vocês pretendem fazer daqui por diante?

Ela riu, e eu percebi sua voz se abrandar.

– Hoje nós oferecemos cenoura.

Ainda hesitante, sorri.

– Que bom.

– Não só isso, também descobrimos que ele adora banana e uva.

– Você está brincando!

– Não. Nós fomos firmes, como você mandou, e no início foi horrível, mas pouco a pouco ele começou a comer.

– Fantástico! O que você acha que fez a diferença?

– Acho que foram duas coisas. Primeiro, nós paramos de oferecer 30 opções em cada refeição e, segundo, brincar com a comida também ajudou muito. O único inconveniente é que nós ainda temos o costume de esmagar as bananas em vez de comê-las.

Eu ri.

– Bem, me ligue se ele ainda estiver fazendo isso aos 30 anos.

Karen prometeu que ligaria.

(E só para matar a sua curiosidade, dentro do envelope que entreguei a Karen havia uma folha de papel com a frase: "Crianças com fome comem.")

Segredos da alimentação para crianças pequenas

- Lembre-se das 3 regras de ouro.
- Crianças com fome comem.
- Vinte *ecas* para um *oba*.
- Ensine as crianças a escutarem o estômago, não a olharem para o prato.
- Não ofereça refeições de múltipla escolha.
- Não dê leite ou doces antes das refeições.
- Seja firme e espere.
- Brinque com a comida - transforme a refeição em diversão.

CAPÍTULO 9

AS CRIANÇAS FEITAS DE BATATA FRITA E SORVETE

Caso 5	
Família	Diana (33), Kevin (33), Josie (9) e Tyler (7).
Problema apresentado	Josie e Tyler se recusam a comer qualquer coisa além de batata frita e algo que a mãe chama de "sorvete de purê de ervilha". Não querem nem provar outros pratos. Os pais não sabem mais o que fazer.
Observações	Perguntar sobre o sorvete.

Quando ouvi falar em crianças que só queriam comer "sorvete de purê de ervilha", eu tive de conhecê-las, ou a curiosidade iria me consumir. Se não ouvisse uma explicação, provavelmente morreria ainda me perguntando que raios era isso.

– Então, o que é um sorvete de purê de ervilha, afinal de contas? – obviamente foi a minha primeira pergunta.

Logo vi que não fora uma boa ideia.

As duas crianças arregalaram os olhos e olharam para a mãe, Diana, que enrubesceu e pareceu ficar muito constrangida. Kevin, o pai, não comparecera à sessão porque não podia se ausentar do trabalho.

E é claro que no mesmo instante eu me dei conta de que aquele era o truque usado pela mãe para fazer os filhos comerem legumes: purê de ervilhas misturado no sorvete. Quase instantaneamente também percebi que tinha revelado o segredo e eliminado o único modo de aquelas crianças colocarem alguma coisa verde na boca.

Tive a sensação de estar sentado em um café da Alemanha Oriental, em 1976, tendo acabado de perguntar ao sujeito da mesa ao lado em voz muito alta:

– E então, há quanto tempo você trabalha para a CIA?

Que mancada! Agora eu tinha a obrigação de convencer aquelas crianças a comerem hortaliças, porque minha boca grande revelara um segredo até então bem guardado.

– Sorvete de purê de ervilha? – perguntou Josie, olhando para a mãe. – O que é isso?

– É uma piada minha – eu disse, tentando remediar o estrago. – O que é um sorvete de purê de ervilha?

Josie me olhou com desconfiança.

– Eu não sei. O que é?

Vasculhei o meu cérebro atrás de uma resposta minimamente engraçada.

– Verde – respondi, usando a primeira palavra que me ocorreu, acompanhada do sorriso mais amarelo do mundo.

No silêncio que se fez no consultório, seria possível escutar uma formiga caminhando.

– Não tem graça nenhuma – observou Josie secamente.

Algumas crianças de 9 anos parecem ter 14, e Josie era uma delas: inteligente, articulada e já cultivando o desprezo adolescente.

Encolhi os ombros.

– Eu sei, preciso renovar meu repertório. Mas então, qual é o problema de vocês com a comida?

– Nós não gostamos de comer – disse ela.

– *Nada*?

– Gostamos de batata frita – Tyler contribuiu.

– E do que mais? – perguntei.

– De sorvete – disse Josie, lançando um olhar desconfiado para a mãe.

Diana, por sua vez, me fuzilou com os olhos. Alguém ia acabar perdendo um olho nessa brincadeira.

– Esses dois só comem batata frita e sorvete? – perguntei.

Ela assentiu.

– Isso mesmo.

– Mais nada?

– Infelizmente, não.

Olhei para Josie.

– Nem alface? Brócolis? Cenoura? Nem um grão de feijão? Abobrinha, o vegetal mais bobo do mundo? Tenho certeza de que abobrinha vocês comem!

Tyler riu, mas Josie simplesmente me ignorou.

– Mãe? – ela perguntou em um tom que anunciava um desastre iminente.

– O que é, Josie?

– Por que o sorvete lá em casa é sempre verde?

Esforcei-me para não contorcer o rosto de aflição.

– Porque é sorvete de limão – Diana respondeu com naturalidade, embora todos, menos o pequeno Tyler, percebessem um furo na história.

A essa altura, era óbvio que o truque das ervilhas no sorvete nunca mais iria funcionar, e talvez fosse até melhor assim. Esconder legumes e verduras em sorvete não é uma estratégia de longo prazo, por mais que convença no início. Josie jamais iria comer o sorvete verde outra vez e daria um jeito para que Tyler tampouco o tocasse. Não havia mais nada a perder, eu entregara todo o ouro aos bandidos.

Em momentos como esse, em que se pisa na bola de tal forma que não há conserto possível, acredito que a melhor coisa a fazer é ir até o fim, para deixar claro que você não se deixa intimidar pelas próprias mancadas.

Por que não chutar o balde de uma vez por todas?

– Talvez o sorvete seja verde por causa das ervilhas que a sua mãe coloca nele – eu disse.

Josie olhou para a mãe, e até Tyler pareceu intrigado.

– Isso é verdade? – ela perguntou.

Diana virou-se para mim. Fiz uma cara que implorava "me desculpe, eu não tive a intenção de revelar o seu segredo, mas agora talvez seja melhor abrir o jogo". Ela deve ter entendido minha expressão, pois fez exatamente o que sugeri:

– Bem, eu tinha que achar uma forma de fazer vocês dois comerem alguma coisa verde.

– Ugh, eca! – exclamou Josie dramaticamente. – Nunca mais vou comer sorvete na minha vida!

– Assim é melhor – eu disse a Diana, que não pareceu acreditar em mim.

Tyler tinha a testa franzida e ainda estava confuso.

– Você compra sorvete de ervilha?

– Não, seu burro – retrucou Josie –, ela mistura as ervilhas no sorvete normal!

Finalmente Tyler tinha entendido:

– Que nojo!

– Por que vocês não comem verduras e legumes? – perguntei, tentando avançar na questão.

– Porque têm um gosto horrível – disse Josie.

– Quais são horríveis?

– Todos.

– *Todos*? Você já experimentou todos os legumes e verduras que existem e não gostou de nenhum?

Ela torceu o nariz.

– Eu nunca experimentei nenhum.

– Então, como sabe que o gosto é horrível?

– Só de olhar para eles. Meleca de nariz é verde, você comeria meleca?

– Algumas pessoas comem – eu disse. – Perna de rã também é verde, e os franceses comem e adoram.

Tyler riu.

– Será que existe sorvete de meleca de nariz? – perguntou.

Eu estava gostando do Tyler.

– Será que ele vem com pedacinhos de meleca verdinha? – perguntei.

Ele riu outra vez.

– Vocês dois podem esperar lá fora um pouco enquanto eu falo com a sua mãe? – perguntei, tentando encerrar aquela primeira parte da consulta em um momento divertido, ainda que um pouco nojento.

Obedientes, eles saíram da sala.

– Mil perdões – eu disse a Diana. – Acho que o truque do sorvete não vai mais funcionar agora.

– O que eu faço então? – disse ela meio desesperada. – Era o único jeito de fazê-los comer outra coisa além de batata frita. Eles nem provam qualquer coisa que pareça verdura.

– Eles comem frutas?

– Só maçã, às vezes, e tem que ser descascada e sem sementes.

– Hum – eu disse. – Entendo a sua preocupação. Como isso começou?

Pelo jeito, os Militantes do Peito tinham sua parcela de culpa no caso. Diana tivera dificuldade em amamentar Josie no início, e a menina demorou a ganhar peso.

– Eu me sentia muito mal quando tentava dar o peito a ela – explicou. – Queria que ela mamasse um pouco, mas me sentia culpada e inútil porque não tinha leite suficiente.

Esse problema inicial estabeleceu um padrão, e a alimentação dos filhos se tornou uma preocupação constante para Diana. Como resultado, ela fazia de tudo para que eles comessem qualquer coisa que fosse. Passou pela fase das refeições de múltipla escolha, e quando Josie entrou na escola a situação já estava fora de controle. As refeições eram um circo em que as crianças ditavam o que era considerado aceitável. Não demorou muito e a mãe começou a ficar acordada até mais tarde, depois que os dois já tinham ido dormir, para misturar ervilhas amassadas no sorvete.

SE VOCÊ PERMITIR, SEUS FILHOS O FARÃO AGIR COMO UM DEMENTE EM POUCO TEMPO.

Se você permitir, seus filhos o farão agir como um demente em pouco tempo. Misturar purê de ervilha no sorvete no meio da noite é coisa de doido.

– Muito bem – eu disse, depois que a história tinha sido devidamente explicada –, vamos resolver o problema?

Diana assentiu.

– Sim, por favor.

Respirei fundo e comecei:

– Em 1972, um time de rugby sofreu um acidente nos Andes...

Onde o problema começou

Você já sabe o que eu vou dizer, não é? Nós dois sabemos que o que desencadeou essa situação foi a ansiedade em relação à alimentação, o que levou Diana a tomar atitudes irracionais. Ela cedeu terreno em sua autoridade de mãe para conseguir que os filhos comessem, e eles fizeram exatamente aquilo que todas as crianças fazem: criaram suas próprias regras malucas – batata frita e sorvete.

Não podemos culpá-los: é o papel deles serem malucos. Nosso papel é ensiná-los a terem controle e pelo menos fingir que são normais, como o resto de nós.

Josie e Tyler diziam que não gostavam de verduras e legumes, mas não era verdade, pois nunca tinham realmente provado esse tipo de comida.

Eu passei quase toda a minha adolescência convencido de que odiava beterraba. Recusei-me a comê-las durante anos por ter certeza de que o gosto não me agradava. Até o dia em que experimentei uma.

Não me lembro por que, nem mesmo quando, mas sei que a devo ter provado, porque por volta dos 16 anos descobri que *amava* beterraba. Senti um imenso arrependimento por todos aqueles anos em que evitara essa delícia e dali em diante passei a me empanturrar de beterraba sempre que tinha oportunidade.

Josie e Tyler não odiavam tudo o que era verde – eles simplesmente associavam um monte de pensamentos negativos ao reino dos alimentos vegetais.

Só o que tínhamos que fazer era mudar isso.

Comer não precisa ser um estresse

Muitos aspectos da educação dos filhos são quase inevitavelmente estressantes. O mau comportamento pode ser um estresse. Falta de sono pode ser um estresse. A entrada na escola pode ser um estresse.

Comer não precisa ser um estresse.

Como eu já disse antes, os problemas relacionados à alimentação se resolvem sozinhos. Você só precisa esperar, aguentar um pouco de lágrimas e reclamações e ser firme. As crianças vão se queixar, mas vão acabar comendo.

O jeito mais fácil de não se estressar é simplesmente... *não se estressar.*

Tenha sempre em mente que pessoas famintas comem. Se não acredita em mim, leia o livro *Sobreviventes – A tragédia dos Andes*, de Piers Paul Read, sobre os jogadores de rugby perdidos na neve. Se existe uma prova inquestionável de que pessoas famintas comem, tal prova é essa história.

> MUITOS ASPECTOS DA EDUCAÇÃO DOS FILHOS SÃO QUASE INEVITAVELMENTE ESTRESSANTES, MAS COMER NÃO PRECISA SER UM DELES.

Outra forma de entender a questão pode ser assim: se você decidisse matar seus filhos de fome e decretasse que eles não poderiam tocar no frango assado que você coloca na mesa todas as noites (por favor, entenda que eu não estou propondo que ninguém faça os filhos passarem fome só para ensinar-lhes uma lição), quantos quilos eles perderiam antes de desobedecerem à sua ordem e começarem a comer? Por quanto tempo eles olhariam para o frango antes de decidirem que ignorar sua autoridade e comer é melhor que a morte? Se você quisesse impedi-los de comer, por quanto tempo acha que conseguiria fazer isso? Aposto que não por muito tempo.

CONSERTANDO JOSIE E TYLER

– O.k., Diana, vamos dar um jeito nesses dois? – perguntei.

Ela assentiu.

– Se for possível.

Eu ri.

– Tudo é possível.

– O que eu tenho que fazer?

– É muito simples: jogue fora todas as batatas fritas que tiver em casa e não compre mais por pelo menos um ano.

Diana deixou cair o queixo.

– Você está brincando!

Eu balancei a cabeça:

– Não. Olhe só – eu disse, apontando para meu rosto. – Esta é a minha cara de "estou falando sério" – fiz uma pausa e fingi uma expressão grave. – E esta – apontei outra vez – é a minha cara de "estou brincando com você" – disse, envesgando os olhos. – Quando eu disse para jogar fora as batatas fritas, estava com a minha cara séria – fiz a expressão de novo para enfatizar minhas palavras. – Entendeu?

– Mas o que eles vão comer então?

Dei de ombros.

– Há duas possibilidades: a primeira é a de que eles não comam nada. A vantagem disso é que, se você tiver sorte, a televisão local vai pensar que a sua família está passando fome e vai organizar um especial ao vivo no seu jardim para arrecadar fundos. A segunda possibilidade, que eu acho bem mais provável, é a de que eles acabem comendo o que você servir.

– Mas eu já tentei fazer isso – disse ela, ignorando a minha tentativa de fazer piada e se rendendo à ansiedade –, e nunca funcionou!

– Eu sei – retruquei. – Você me contou. Só que serviu as verduras como acompanhamento e depois cedeu quando eles se recusaram a comê-las e só aceitaram aquilo a que já estavam acostumados.

– Mas eles não vão comer nada, eu tenho certeza.

– Se você jogar fora todas as batatinhas e servir apenas comidas saudáveis durante um ano, eu garanto que eles não vão passar mais de vinte e quatro horas sem comer.

– Assim, de repente, sem mais nem menos?

– Sem mais nem menos. Esqueça que existe batata frita no mundo.

Preocupada, Diana recostou-se na cadeira.

– Parece radical demais.

– Eu sei – respondi, atenuando um pouco a voz –, mas, se você quiser que eles comam melhor, vai ter que eliminar a opção mais fácil. Se oferecer batatinhas, eles vão continuar na mesma. Os maus hábitos alimentares estão aumentando os riscos de seus filhos desenvolverem câncer do intestino, obesidade e doenças cardíacas. Se eles quisessem fumar, você deixaria?

– É claro que não.

– É a mesma coisa – eu disse. – Uma dieta desequilibrada também pode matar.

Eu não estava tentando assustá-la, mas era verdade.

Ela assentiu.

– Você está certo, eu sei – suspirou. – O.k., chega de batata frita.

– Ótimo. Agora vamos elaborar um plano.

Juntos, planejamos um cardápio. Em vez dos cereais cobertos de açúcar de sempre, combinamos que o café-da-manhã seria um cereal matinal mais saudável, torrada integral e suco de laranja. No almoço haveria opções de pratos quentes ou frios e diversas frutas. O jantar – a principal refeição da família – era o nosso maior desafio.

– O truque é alterar a percepção que eles têm da comida – eu disse. – É preciso que vejam as verduras e os legumes com outros olhos.

– Como? – perguntou Diana.

– Usando a criatividade – eu disse. – Um dos caminhos mais fáceis é envolvê-los na preparação da refeição sempre que possível. Mostre que cozinhar pode ser uma diversão. Ensine-os a fazer uma salada com um molho simples ou a temperar um frango. Escolha receitas exóticas e engraçadas. Faça espetinhos de legumes grelhados. Arme uma fogueira no quintal e organize um churrasco como se fosse um acampamento.

Diana assentiu, com o olhar distante de quem está formulando um plano ardiloso.

– Entendi – disse ela. – O negócio é atraí-los para a comida e não deixar que eles torçam o nariz.

– Exatamente. A verdade é que, se você simplesmente cortasse as porcarias fritas e passasse a servir só comidas saudáveis, eles acabariam cedendo e comeriam de qualquer jeito. No entanto, dessa forma, você começa a mudar toda a relação deles com a comida, ao mesmo tempo em que os educa a respeito do tipo de alimentos de que precisam para serem saudáveis.

Dava para notar que Diana tinha se entusiasmado com a ideia. Depois de anos de estresse, ela parecia adorar a possibilidade de tornar as refeições divertidas e interessantes outra vez.

– Certo – disse ela. – Vou tentar.

E ela conseguiu. Diana foi para casa naquela noite e, em meio aos protestos desesperados de seus dois anjinhos, jogou no lixo até a última batata frita que havia em casa. Junto foram os cereais açucarados e os salgadinhos gordurosos cheios de calorias que as crianças adoravam.

Elas ficaram arrasadas. Tenho certeza de que Josie pensou que sua mãe tivesse enlouquecido de vez.

Naquela noite, ambos recusaram o jantar (um espaguete preparado às pressas) e foram para a cama de barriga vazia. Diana ficou preocupada, mas se manteve firme. Na manhã seguinte, houve protestos contra o cereal saudável, a torrada integral e o suco de laranja. Josie não gostou de nada; Tyler comeu um pouco de torrada. À noite, as coisas não andaram muito melhor: mais protestos e poucas garfadas.

Ao fim da primeira semana, já havia alguns progressos. Ambos estavam comendo, mas não muito. Em um ataque de ansiedade, Diana levou as crianças ao médico no quinto dia para ouvir dele, obviamente em termos mais científicos, que elas estavam ótimas.

No fim do primeiro mês, os dois já estavam comendo em maior quantidade. Na falta de batatas fritas e sorvete de purê de ervilha, não tinham escolha senão seguir o programa alimentar da mãe.

Diana inventou muitas atividades criativas para envolver as crianças com a comida. Conseguiu que todos os membros da família assumissem algum papel na preparação do jantar e, surpreendentemente, Josie descobriu uma paixão pela culinária. Diana também comprou livros de receitas e disse que as crianças podiam se revezar na escolha do cardápio, desde que ajudassem a preparar os pratos. Também inventou um concurso semanal que batizou de O Vegetal mais Estranho do Mundo, em que a pessoa que comesse a hortaliça mais estranha que encontrasse no supermercado ganharia dois ingressos para o cinema.

Um pouco lenta no início, a competição entre os irmãos logo se tornou feroz, e Diana acabou tendo de levá-los a um mercado asiático depois que a demanda por legumes exóticos superou a oferta do supermercado do bairro.

Após seis meses, a casa estava mudada. Frutas, legumes e verduras tinham se integrado à paisagem da família. Mais do que isso, o gosto por pratos diferentes parecia estar se desenvolvendo a uma velocidade impressionante.

– Hoje à noite a Josie vai preparar sushis – disse Diana da última vez em que conversamos.

– Minha nossa!

– Incrível, não? – disse ela. – Eu jamais poderia imaginar, mas é verdade.

– É realmente incrível.

– A outra boa notícia é que eu noto uma mudança grande no comportamento deles.

– Como assim?

– Os dois estão muito mais tranquilos, não tão irrequietos e emotivos como antes. Até as notas na escola melhoraram. Os professores dos dois já me disseram que eles estão mais concentrados nas aulas e se saindo muito melhor.

Eu sorri.

– Fantástico.

Quem poderia imaginar que, ao comerem mais alimentos saudáveis e menos porcarias industrializadas, cheias de calorias vazias, as crianças iriam se sentir, agir e aprender melhor?

– O mais engraçado de tudo é que o aniversário do Tyler é na semana que vem – disse Diana –, e sabe o que ele pediu?

– O quê? – perguntei.

– Sorvete de purê de ervilha.

Segredos da alimentação para crianças grandes

Vou repetir – lembre-se das três regras de ouro:

- Crianças com fome comem.
- Vinte *ecas* para um *oba*.
- Ensine as crianças a escutarem o estômago, não a olharem para o prato.

Não ofereça opções entre alimentos saudáveis e porcarias – acabe de uma vez com a junk food. A única opção deve ser comida boa: ou eles comem, ou ficam com fome.

Use a imaginação – encontre maneiras criativas de tornar a comida interessante e divertida.

Acima de tudo, envolva seus filhos na preparação das refeições. Eles não precisam cozinhar um banquete, mas podem fazer a salada ou temperar o frango. Eles terão mais vontade de experimentar um prato que ajudaram a preparar.

CAPÍTULO 10

ESPELHO DA MAMÃE, SOBRAS DO PAPAI

CASO 6	
FAMÍLIA	Sandra (43), Max (45), Evan (11), Emily (10) e Stephen (8).
PROBLEMA APRESENTADO	Os pais estão preocupados com a alimentação de Emily. A mãe acha que ela pode ter um transtorno alimentar, pois é obcecada por dietas para emagrecer. Os meninos comem bem, sem nenhum problema além do esperado para sua idade.
OBSERVAÇÕES	Pais com dinheiro de sobra e filhos carentes?

Eles eram uma família imaculada. Sendo eu um desleixado por natureza, até me senti um pouco envergonhado das minhas roupas. A mãe vestia marcas famosas dos pés à cabeça. Emily parecia uma pintura em cor-de-rosa e jeans, tudo na última tendência da moda infantil. O pai tinha aquele visual de um homem rico que tenta parecer casual, mas que no fundo quer impressionar. Em contraste com as mulheres da família, que eram muito magras, o pai tinha uma bela barriga de prosperidade.

– Então, o que os trouxe aqui? – perguntei, pensando comigo mesmo: "Aposto que foi um Mercedes último modelo."

– Estamos preocupados com a Emily – disse Sandra.

Emily revirou os olhos, já treinando a exasperação adolescente.

– O que exatamente os preocupa?

– Ela é obcecada por dietas – disse Sandra –, totalmente obcecada.

– Não sou, não – murmurou Emily.

– Ah, Emily, por favor! Não minta – disse Sandra. – Você é obcecada por dietas.

– Não sou!

Foi a vez de Sandra revirar os olhos.

– Esse é o problema. Cada vez que tento conversar sobre o assunto, ela se nega a fazer isso.

Alguma coisa no modo como elas falavam uma com a outra me incomodou muito. Ambas estavam teimosamente convencidas de que sua posição era a certa e de que a da outra era errada, mas havia algo mais. Era muito sutil, mas eu podia perceber um distanciamento entre as duas.

– O que você acha de tudo isso, Max? – perguntei.

Ele deu de ombros.

– A questão das dietas é significativa – ele disse em um tom neutro, como se estivesse falando sobre uma queda de 10 pontos no mercado de ações.

Olhei para Emily.

– Você sabe o que isso significa?

Ela encolheu os ombros.

– Significa que o seu pai acha que é um grande problema – expliquei e depois me virei para ele outra vez. – Você sempre fala desse jeito?

– De que jeito?

– Desse jeito complicado.

Ele franziu a testa, parecendo se irritar.

– Não acho que seja complicado.

Apontei para Emily.

– Ela tem 10 anos.

Seu rosto se contorceu ainda mais.

– Eu sei.

Eu não estava tão certo de que ele entendesse o que significava ter 10 anos de idade, mas resolvi não insistir no assunto.

– Quando foi que isso começou?

Sandra falou:

– Ela sempre foi enjoada para comer, mas os problemas mesmo começaram quando ela estava com 5 anos.

– Como assim? – perguntei.

– Quando ela entrou na escola, de repente as roupas se tornaram uma coisa importantíssima, e ela passou a se preocupar muito com o que devia e não devia vestir.

Eu assenti, usando aquele famoso gesto de cabeça dos psiquiatras para incentivá-la a continuar falando sem ter que apelar para "*entendo*", "*um-hum*" ou o horrível "*prossiga*".

– Logo depois, ela se tornou muito seletiva em relação à comida – Sandra continuou – e começou a dizer que não queria engordar.

Eu quase caí da cadeira.

– Aos 5 anos?

Sandra confirmou

– Aos 5 anos.

Alguma coisa naquela história me fez erguer as antenas. Com 5 anos de idade as crianças imitam o que veem à sua volta. São como esponjas. Assim sendo, de onde estava vindo essa conversa de que "comer engorda" e "não gosto da minha aparência?" Da escola ou de casa?

– O que você gosta de comer? – perguntei a Emily.

Ela deu de ombros.

– Nada.

– Nem mesmo chocolate?

Ela fez uma careta de desprezo, mais para a ideia do chocolate do que para mim.

– Chocolate engorda.

Olhei para ela.

– Eu tenho a impressão de que você poderia comer uma fábrica de chocolate inteira e ainda continuar magrinha.

– É exatamente o que eu digo a ela – falou Sandra. – As mulheres da nossa família realmente têm tendência a engordar, mas basta se cuidar um pouco. Emily poderia ganhar pelo menos 2 ou 3 quilos e continuar ótima.

Aí estava a resposta para a minha pergunta: de casa.

– O que você já tentou fazer para ajudá-la a comer normalmente? – perguntei.

– Eu disse que, se ela engordar 1 quilo, vai ganhar maquiagem de presente – disse Sandra.

Não sei se consegui disfarçar minha expressão de desgosto.

– Muito bem. Será que podemos conversar só entre nós enquanto Emily lê um gibi na sala de espera?

Depois que a menina saiu, concentrei-me em Sandra:

– Você está satisfeita com a sua aparência? – perguntei.

– Como assim?

– Você gosta do que vê no espelho? Está feliz com o seu corpo?

Ela riu constrangida.

– Não sei. Acho que sim. Não totalmente.

– Você está de dieta no momento?

Ela olhou para os próprios pés.

– Só um pouquinho.

– Você faz um pouquinho de dieta com frequência?

– Eu engordo muito rápido se não me cuidar.

Olhei para ela.

– Dê uma nota de 0 a 10 para si mesma – eu disse.

O pai estava só observando a situação, com um sorriso levemente irônico.

Mas ele seria o próximo.

– Você quer dizer...? – Sandra perguntou confusa.

– Quero dizer: se você tivesse que avaliar sua satisfação com o próprio corpo, que nota se daria?

Ela pensou por um instante.

– Seis. Não... 5. Para algumas partes até 4.

– O.k. E você? – perguntei a Max.

Ele riu uma risada condescendente.

– Quer saber como *eu* avalio o *meu* corpo?

– Isso mesmo.

Incrivelmente, o celular de Max tocou naquele exato instante.

– Com licença – disse ele, erguendo o indicador.

Eu não lhe dei licença, mas ele já tinha atendido a chamada. Depois de falar por um minuto com algum parceiro de negócios do outro lado da linha, ele desligou.

– Muito bem – disse ele –, onde estávamos?

– De 0 a 10? – perguntei outra vez.

Max abriu um grande sorriso de satisfação.

– Dez.

Quem poderia imaginar?

– Certo, então vocês querem que ela coma mais? – perguntei, voltando-me novamente para Sandra.

Ela assentiu. A expressão de Max era um misto de sarcasmo e desinteresse.

– Ouçam atentamente – eu disse em meu tom mais profissional. – Quero que vocês arranjem 1 quilo de maconha. Da boa, nada de palha. E, meia hora antes de cada refeição, quero que enrolem um baseado para Emily e a façam ficar completamente chapada.

Sandra me olhou como se uma galinha tivesse acabado de brotar da minha cabeça. Max estava seríssimo.

– Assim, quando bater a larica, vai ser hora de comer, e ela vai devorar qualquer coisa que vocês puserem na frente dela.

Dei um sorriso triunfal que anunciava: "Vejam como sou esperto e sábio." Juro que, no silêncio que se seguiu, seria possível escutar um alfinete cair no chão.

Onde o problema começou

O problema era que Emily estava fazendo exatamente o que os pais lhe haviam ensinado. Ela era um produto do seu ambiente: aprendera a fazer pouco de si mesma, examinar-se constantemente, procurar imperfeições e tomar medidas drásticas para corrigi-las. Sua mãe era uma vítima da indústria da imagem corporal, e o pai não estava cumprindo seu papel. Minha impressão era a de que Max dava à esposa e aos filhos as sobras de seu tempo depois que fechava seus negócios.

O papel do pai é zelar pelo bem da família. É isso que devemos fazer. Satisfazemos às necessidades dos nossos filhos, zelamos por sua segurança, tentamos ao máximo fazer que se sintam bem consigo mesmos e mostramos que, por mais confuso que pareça o mundo, sempre haverá um lar para o qual retornar. Sempre haverá um colo e um ouvido disposto a escutá-los.

Eu sempre vou estar aqui, não importa o que aconteça ou o que você faça. Pode confiar em mim.

Proporcionar um Mercedes último modelo é uma coisa, mas oferecer colo e atenção é outra muito diferente.

Além dessa influência familiar, Emily tinha absorvido a cultura popular que vinha da televisão, da internet, das revistas e das amigas, mas principalmente das conversas em sua própria casa. Emily fora ensinada a se importar com o peso, mas não a se alimentar de forma saudável. A preocupação de Sandra com quilos e calorias tinha começado a envenenar sua filha, além dela própria, enquanto Max estava ocupado demais fechando negócios milionários para conversar com sua família e se dar conta do que realmente estava acontecendo.

RELACIONAMENTO É TUDO

Não há como escapar do fato de que o relacionamento é o elemento fundamental na criação dos filhos. A qualidade da relação que você constrói com seus filhos deve ser sua preocupação principal. Também é preciso estar ciente de que as crianças copiam o que veem. Se você for uma pessoa agressiva, por exemplo, provavelmente terá filhos agressivos. Copiar os grandes é o modo de os pequenos se guiarem no mundo.

Se você for obcecada em perder peso, se achar que é gorda demais, é provável que transmita isso aos seus filhos. É claro que nem tudo se deve aos pais – muitas dessas ideias vêm da nossa cultura atual –, mas você certamente pode piorar as coisas. Seus filhos observam o que, quando e como você come e começam cedo a imitá-lo. Seu relacionamento com o próprio corpo vai influenciar o de seus filhos.

> CONSTRUIR UMA RELAÇÃO SAUDÁVEL COM SEUS FILHOS DEVE SER SUA META PRINCIPAL.

Muitas meninas, e cada vez mais meninos também, estão em conflito com a própria imagem corporal. Essa é uma questão atual que afeta a todos nós. É impossível evitá-la ou fingir que ela não existe. Se você tem filhos, precisa ensiná-los a se sentirem em paz consigo mesmos psicológica e fisicamente.

Felizmente, porém, isso não tem que ser uma batalha. Como em tudo, o bom humor é a chave.

CONSERTANDO SANDRA, MAX E ATÉ MESMO EMILY

– Eu não vou dar drogas à minha filha – Sandra disse por fim.

Eu fingi surpresa.

– Por que não?

Ela riu meio desconfiada, como se estivesse presa num elevador com alguém que parece ter um parafuso a menos.

– Porque isso não se faz!

Eu dei de ombros

– E daí? Você não quer que ela coma?

– Sim, mas...

Max finalmente despertou da sua apatia.

– Porque é contra a lei – disse ele –, e nós não vamos dar drogas à nossa filha.

Graças a deus, ele enfim tinha decidido participar.

Dei de ombros outra vez.

– Mas é uma boa ideia.

Ele franziu a testa irritado.

– Não, não é. Se esse é o melhor conselho que você tem a oferecer, nós obviamente perdemos tempo vindo aqui.

Olhei para ele e sorri, amolecendo apenas o suficiente para atingir meu objetivo.

– Sabe, esta é a primeira vez que você entrou na conversa desde que chegou aqui – eu disse, honestamente satisfeito.

> VOCÊ PRECISA ENSINAR OS SEUS FILHOS A SE SENTIREM EM PAZ CONSIGO MESMOS PSICOLÓGICA E FISICAMENTE.

Max franziu o rosto outra vez.

– Bem, o que você falou foi ridículo.

Joguei as duas mãos para cima.

– É claro que foi!

– Então por que falou?

– Responda: além do fato de ser contra a lei, por que outro motivo vocês não dariam maconha à Emily?

– Porque drogas fazem mal.

Eu assenti.

– Exatamente. E vocês não fariam algo que fizesse mal a ela, certo?

Ambos concordaram.

– Então por que você fala sobre comida e peso desse jeito na frente dela? – perguntei a Sandra. – E, Max, por que você atende ligações do trabalho quando estamos tentando achar um meio de fazer sua filha comer direito?

– Quer dizer que é tudo culpa nossa? – disse Sandra ofendida.

Eu nem pisquei.

– Uma parte é, sim, talvez uma grande parte. Não há como saber exatamente onde termina a influência dos pais e começa a do mundo, mas certamente vocês estão nessa equação.

Eles pareciam um pouco decepcionados.

Às vezes, eu me pergunto como o mundo chegou ao ponto em que nada jamais é culpa de ninguém. Como é possível acreditar que uma menina de 10 anos pode se encaminhar para um "transtorno alimentar" sem que os pais tenham algo a ver com isso?

– Não se sintam mal – eu disse. – Vocês são os pais dela, cometer erros faz parte do processo. Todos nós cometemos erros, cada um a seu modo. Eu também, tanto quanto qualquer outro pai. O truque é corrigir a rota quando se percebe que algo não vai bem. Vocês só deveriam se sentir realmente culpados se soubessem que há um problema, mas não fizessem nada para resolvê-lo. Mas estão aqui, tentando ajudar Emily, certo?

Eles assentiram.

– Muito bem. Então, vamos dar um jeito na situação?

– Sim – disse Sandra.

A solução, nesse caso, abrangia dois aspectos. A primeira questão a ser enfrentada tinha a ver com peso e comida.

– Quando chegarem em casa hoje à noite, quero que você jogue no lixo a balança do banheiro.

Evidentemente, essa era uma missão difícil para Sandra.

– Jogar fora de verdade? – ela perguntou.

– Sim. Você e Emily se preocupam demais com o que diz o mostrador. Ela não precisa pensar em quilos e no que eles representam, e sim se concentrar em desenvolver uma relação mais saudável com o próprio corpo. Os numerozinhos da balança só servem para nos distrair do foco interno. Livre-se de todas as balanças da casa.

Sandra assentiu.

– Está bem.

– E quero que você mude toda a sua forma de pensar sobre a comida, de cima a baixo.

– Como assim?

– Estou me referindo às dietas da moda. Desista delas. Mais de 90% das pessoas voltam ao peso original dois anos depois de uma dieta. Pare com isso.

– O que devo fazer então? – perguntou Sandra.

– Muito simples: alimente-se de modo saudável, faça exercícios e procure ajuda para se sentir melhor consigo mesma. Aí poderá ajudar Emily a fazer o mesmo.

– Você fala como se fosse muito fácil – ela disse.

– Eu sei que não é tão simples assim, mas há muitos recursos por aí. Posso lhe dar o nome de um bom nutricionista e também indicar alguns livros sobre alimentação. O segredo de manter um peso saudável é comer bem, exercitar-se e manter a cabeça no lugar. Não é preciso nada além disso.

Para ser honesto, Sandra não parecia muito convencida, mas eu queria que, pelo menos, ela saísse do consultório com algumas orientações muito claras.

– E quanto a você – voltei-me para Max –, quanto tempo dedica por dia a conversar com sua filha?

Ele balançou a cabeça.

– Provavelmente menos do que deveria – disse.

– Eu sei como é. Às vezes, pode ser difícil encontrar tempo. A gente trabalha duro o dia inteiro e, quando chega em casa, só quer se atirar no sofá e ver besteiras na televisão. O problema é que você tem uma filha que precisa de você. Quero que reserve um tempo para ela todos os dias. Não precisa ser horas, mas ela deve saber que você está disponível para ouvi-la. Se não construir uma ligação forte com Emily agora, a adolescência provavelmente será um pesadelo.

Max assentiu.

– Eu sei, você está certo.

– É óbvio que estou. Tenho um monte de diplomas na parede.

Ele riu.

– Vou revelar o segredo para se construir uma boa relação com uma criança arredia: façam perguntas. Não digam a ela o que fazer ou como se sentir: perguntem. Ensinem Emily a expressar os próprios sentimentos. Mostrem que vocês são capazes de escutar com calma o que ela tem a dizer. Ensinem a ela como resolver problemas, não imponham uma solução. Cada vez que sentirem vontade de dar uma ordem, segurem a língua, cortem fora 50% das palavras e coloquem um ponto de interrogação no final.

Os dois me ouviam atentamente.

– E, por último – eu disse, apontando para a grossa cintura de Max –, você também precisa adotar a combinação de exercícios e alimentação saudável. Tem que ser uma iniciativa da família toda, certo?

Ele riu e deu um tapa de leve na barriga.

– Acho que eu consigo ficar em forma.

– Talvez uma forma menos redonda? – perguntei sorrindo.

Ele riu.

– Talvez.

Tenho que tirar o chapéu para os dois, pois seguiram à risca minhas sugestões. Jogaram fora a balança, e a mãe parou com as dietas malucas e comprou livros sobre alimentação saudável. A família parou de fazer as refeições às pressas e passou a se sentar à mesa, todos ao mesmo tempo. Os três começaram a fazer caminhadas juntos e Emily se tornou uma espécie de *personal trainer* do pai.

Todos se esforçaram para desenvolver uma relação mais normal com a comida e uns com os outros. A fixação nos números da balança foi substituída pelos momentos em família, parte deles dedicados à preparação das refeições. Sandra levou Emily para conhecer um *chef* famoso, e a menina ficou deslumbrada.

> NÃO DIGA A SEU FILHO O QUE FAZER NEM COMO SE SENTIR. ENSINE-O A EXPRESSAR OS PRÓPRIOS SENTIMENTOS.

– Ela pendurou a foto dele na parede do quarto – disse ela.

Eu ri.

– Não era exatamente isso o que eu queria dizer com desenvolver uma boa relação com a comida.

Emily ainda não tinha resolvido todos os seus problemas alimentares, mas estava começando a construir uma perspectiva melhor de si própria, de seu corpo e da comida. Melhor ainda: estava conversando com os pais. Os três tinham voltado a ser uma família, mais que um grupo de pessoas com laços de sangue que passavam o tempo discutindo sobre as calorias ingeridas.

ALIMENTAÇÃO, IMAGEM CORPORAL E PROBLEMAS

IIIIII Em primeiro lugar, nunca se esqueça de que a sua tarefa mais importante como pai ou mãe é desenvolver um relacionamento sólido com seus filhos.

IIIIII Da mesma forma, lembre-se de que eles vão incorporar muitas das suas ideias e atitudes em relação a várias coisas, incluindo alimentação e imagem corporal.

IIIIII Se não quiser que seus filhos tenham problemas alimentares, resolva os seus próprios problemas em primeiro lugar.

IIIIII Se você tem meninas – ou mesmo meninos –, expulse de casa as dietas malucas. Não seja um exemplo de comportamento obsessivo em relação ao peso. O mundo lá fora já vai se encarregar de dar vários exemplos, e a sua contribuição não é necessária.

IIIIII Ensine as crianças a preferirem alimentos saudáveis, a escutarem o estômago em vez de olharem para o prato e a gostarem de si mesmas.

IIIIII Se estiver seriamente desconfiado de que um de seus filhos tem problemas na área alimentar, procure um especialista no assunto. Não se estresse, não estresse a criança – apenas converse com um profissional que entenda do assunto e que possa ajudá-lo.

PARTE 5

NÚMERO 1 E NÚMERO 2

O treinamento do controle dos esfíncteres, ou, em linguagem mais simples, fazer a criança largar as fraldas, não é o assunto mais agradável do mundo. Quando as pessoas conversam com sua cara-metade a respeito dos adoráveis bebês que pretendem ter juntos, normalmente não comentam: "Vai ser tão lindo quando eles estiverem saindo das fraldas!"

Não, não vai. Vai ser fedorento e muito nojento, mas todos temos que passar por isso. E, por mais normal que seja, essa função também pode levar os pais à loucura, por isso precisamos discuti-la aqui.

Mas vai ser rápido. Darei todos os conselhos de que você precisa para lidar com as fraldas o mais brevemente possível, e aí poderemos passar para questões menos fedidas.

Quando o assunto é cocô, aprendi por experiência própria que é melhor não se aprofundar muito.

CAPÍTULO 11

O URSINHO QUE NÃO QUERIA LARGAR AS FRALDAS

Caso 7	
Família	Mandy (26) e Kim (quase 4).
Problema apresentado	Mandy está tendo dificuldade em tirar as fraldas de Kim, e a situação já se tornou motivo de briga. A menina se recusa a usar a privada e não quer abrir mão das fraldas.
Observações	Perguntar sobre a influência da avó.

Uma das muitas coisas que mais me espantaram quando tive meu primeiro filho foi que cocô de recém-nascido tem um cheiro parecido com o de massa de pão. Talvez fosse apenas o do meu filho, não sei, mas pelo menos no início não era uma coisa horrorosa.

Infelizmente, a certa altura, isso muda. A substância pastosa com cheiro levemente adocicado é substituída por outra com aparência e aroma de algo saído do fundo de um pântano radioativo. As crianças podem parecer anjinhos por fora, mas é óbvio que atividades malignas se desenvolvem do lado de dentro, a julgar pelo resultado que encontramos nas fraldas.

Tudo isso faz os pais sonharem com o dia em que não terão mais que se envolver nesse aspecto da vida dos filhos. Trazer uma criança ao mundo proporciona muitas experiências maravilhosas, mas lidar com cocô certamente não é uma delas.

Mandy já estava farta daquela situação. Ela obviamente queria ver Kim usando o banheiro o mais rápido possível, mas a garotinha não conseguia se adaptar ao novo sistema.

> TRAZER UMA CRIANÇA AO MUNDO PROPORCIONA MUITAS EXPERIÊNCIAS MARAVILHOSAS, MAS LIDAR COM COCÔ CERTAMENTE NÃO É UMA DELAS.

– Ela simplesmente se recusa a sentar na privada – disse. – Eu acabo tentando segurá-la sobre o vaso enquanto ela grita e chora. É muito estressante.

– Posso imaginar – eu disse. – Como você decidiu que era hora de começar a tirar as fraldas?

– Minha mãe estava pegando no meu pé. Ela disse que nós já usávamos o banheiro com 3 anos de idade. Kim está quase com 4 e ainda usa fraldas.

"Ah", pensei, "as avós e as fraldas."

– Então a sua mãe acha que a Kim já deveria ter deixado de usá-las?

– Sim.

Eu sorri.

– E o que a Kim acha?

– Obviamente, ela não concorda.

– Então você resolveu que a Kim estava pronta para começar a usar a privada porque a sua mãe disse que estava?

– É, acho que sim, mas ela precisa começar em algum momento, não?

– Precisa, mas isso só funciona quando a criança está pronta.

– E se ela nunca estiver pronta?

– Boa pergunta! Mas vamos nos concentrar no presente.

Conversamos um pouco mais, e ficou evidente que Mandy tinha sucumbido à pressão de sua mãe. Não me entenda mal, avós são ótimas. São a melhor coisa do mundo quando gostam de participar da vida dos netos, mas, por mais que queiram, elas não podem tomar as decisões. Podem dar conselhos, mas não podem decidir.

– O que você tentou com a Kim? – perguntei a Mandy.

– Eu a faço sentar na privada todos os dias depois do café-da-manhã, até sair alguma coisa.

– Certo. Quanto tempo isso leva?

– Às vezes, vinte minutos. Mas ela se recusa a fazer o número dois no vaso. Espera até eu tirá-la de lá e aí faz nas fraldas.

– E o que você faz então?

– Sento Kim na privada outra vez.

– Mas a essa altura ela já fez o cocô.

– Eu sei, mas quero que ela aprenda.

– Hum.

Olhei para Kim, uma coisinha linda de cabelos loiros, vestida com um jeans com detalhes cor-de-rosa e um blusão do Ursinho Puff.

Apontei para a menina.

– Quer dizer que esse ursinho não quer largar a fralda?

Mandy sorriu.

– De jeito nenhum.

– Muito bem. Você quer saber o que tem que fazer para eliminar instantaneamente todo o estresse desse aprendizado do banheiro?

Ela assentiu entusiasmada.

– Sim, por favor!

Eu sorri:

– Você tem que desistir.

ONDE O PROBLEMA COMEÇOU

Devido à pressão da mãe, Mandy tinha forçado Kim a começar o processo de retirada das fraldas quando a criança ainda não estava pronta. Por isso, a situação criara uma batalha diária que estava azedando a vida das duas. O prazer da convivência entre mãe e filha tinha literalmente ido para o esgoto.

O modo mais fácil de encerrar uma briga é parar de brigar. Isso não significa render-se a todos os desejos dos filhos, mas saber escolher quando bater pé e quando ceder. Um dos piores lugares para ser inflexível é no banheiro.

O QUE É NORMAL?

As crianças variam enormemente no que diz respeito à capacidade de controlar os esfíncteres. Uma boa regra é que começar a tirar as fraldas antes dos 20 meses é perda de tempo. Fisiologicamente, elas quase nunca são capazes de controlar a bexiga e o intestino tão cedo. Algumas crianças até conseguem, mas geralmente 20 meses são o mínimo.

Aos 3 anos de idade, cerca de dois terços das crianças conseguem se manter secas durante o dia – mas lembre-se: isso quer dizer que um terço delas ainda não chegou lá, e esse é um número significativo. Aos 4 anos, a maioria delas já está tendo dias secos, e os retardatários geralmente as alcançam aos 5 anos. Também é bom lembrar que os meninos são um pouco mais lentos que as meninas.

A maioria das crianças só consegue se manter seca à noite depois que aprendeu a se controlar durante o dia. Em média, isso se dá por volta dos 4 anos, mas um bom número de crianças ainda molha a cama à noite até perto dos 5, e cerca de 10% ainda precisam usar fraldas à noite quando entram na escola. Uma porcentagem menor pode seguir molhando a cama ainda por muitos anos.

> TODAS AS CRIANÇAS CHEGAM LÁ, MAS NO SEU PRÓPRIO TEMPO E A SEU PRÓPRIO MODO.

De tudo isso, podemos deduzir que nem todo mundo está craque em usar o banheiro aos 18 meses, como tantas avós e outros intrometidos bem-intencionados gostam de apregoar. Meu conselho é: sorria educadamente para essas pessoas e diga que a sua meta é que os seus filhos larguem as fraldas antes do vestibular.

Todas as crianças chegam lá, mas no seu próprio tempo e ao seu próprio modo. A pior coisa que se pode fazer é despejar sobre elas expectativas irreais que, inevitavelmente, conduzirão a lágrimas e ranger de dentes.

COMO SABER QUANDO SEUS FILHOS ESTÃO PRONTOS

Existem algumas perguntas simples que você pode fazer a si mesmo e a eles para se orientar. Esta é uma pequena lista que pode servir de guia:

- Eles estão próximos dos 20 meses de idade?
- Eles têm vocabulário suficiente? Podem avisar quando as fraldas estão molhadas/sujas? São capazes de expressar o que querem?
- Estão comendo muitas fibras e bebendo bastante água?
- Eles entendem quando você está feliz ou satisfeito com o que fazem?

- Você consegue deixá-los animados com a ideia de tirar as fraldas?
- Você está disposto a encarar a tarefa? (Se não, mantenha as fraldas por mais algum tempo e relaxe.)
- Está preparado para fazer uma tentativa, ver se funciona, parar se as coisas não estiverem indo bem e tentar outra vez mais adiante?
- Você tem um bom estoque de limpador de carpetes?

Se as respostas para essas perguntas – particularmente para as duas últimas – forem sim, pode ser a hora de tentar. Se não, ou se você estiver em dúvida, espere um pouco. A vantagem das fraldas é que elas dificilmente vazam e você não precisa sair correndo atrás de um banheiro a toda hora nem fazer seus pequenos se aliviarem no jardim de alguém porque não há uma privada por perto.

Fraldas podem ser fedidas, mas elas mantêm a caca no lugar, e isso proporciona certo grau de liberdade.

O PLANO DE TRÊS PASSOS PARA TIRAR AS FRALDAS

Existem milhares de maneiras de treinar as crianças para controlarem os esfíncteres, e esta é uma delas. É bastante estruturada, o que agrada a alguns, mas não a outros. Eu gosto de ter regras claras para essas coisas, porque elas ajudam os pais a se sentirem mais seguros e no controle da situação. Dito isso, sinta-se livre para alterar estes passos de modo a adequar o plano ao seu filho e à sua casa.

Passo 1: Crie motivação

Um dos meios mais eficientes de despertar nas crianças a vontade de fazer alguma coisa é dizer a elas que essa coisa é proibida. Se quiser que os seus pequenos sentem-se na privada, diga a eles que não podem se sentar lá. Não estou defendendo que sejam incentivados a quebrar regras, mas, por exemplo, você pode dizer algo como: “Lembre-se, você pode entrar no banheiro e olhar para o vaso, mas não pode se sentar nele ainda. O vaso é para meninos(as) grandes, e você ainda precisa crescer um pouquinho, o.k.?” A melhor maneira de fazer alguém olhar dentro de uma caixa é ordenar que *não* olhe.

O próximo passo na fase da motivação é ir aos poucos fazendo do banheiro um lugar divertido. Você pode colar desenhos e fotos, contar, na hora de dormir, histórias que se passam no banheiro e dizer algo engraçado cada vez que passarem pela porta. O objetivo de tudo isso é fazer a criança associar a menor peça da casa ao máximo de diversão possível.

AS CRIANÇAS APRENDEM MELHOR BRINCANDO, ENTÃO TIRE VANTAGEM DESSA FERRAMENTA.

Ao mesmo tempo, você deve reforçar a ideia de que fraldas molhadas/sujas são nojentas. Pergunte se o seu filho quer trocar as fraldas velhas e fedorentas. Faça uma careta enquanto o estiver limpando e, depois de colocar a fralda limpa, comente como a sensação deve ser gostosa.

O passo final é a contagem regressiva. Marque no calendário o dia em que eles serão grandes o suficiente para usar o banheiro. Pinte os quadrados correspondentes a cada dia que passa e crie expectativa quanto à data que se aproxima.

Passo 2: Treine o ursinho primeiro

As crianças aprendem melhor brincando, então tire vantagem dessa ferramenta. A melhor maneira é fazer seu filho ensinar o boneco favorito a usar o banheiro: primeiro o ursinho, depois é a vez da criança. Faça disso um jogo, algo divertido. Seu filho deve perguntar ao ursinho se ele precisa ir ao banheiro. Se precisar, ajude a criança a sentar o boneco em uma privada de brinquedo e faça festa quando ele "fizer" cocô ou xixi. De tanto em tanto, pergunte se o ursinho não está apertado. Se a resposta for não, apenas diga "que bom" e elogie o ursinho por saber quando está ou não com vontade de ir ao banheiro.

Se a resposta for sim, repita o procedimento e faça festa outra vez. Não se esqueça: a ideia é associar o banheiro a diversão.

Passo 3: Agora é a vez da criança

Aqui é que entra o limpador de carpetes, pois, assim que o ursinho tiver aprendido a lição, será hora do seu filhote. É melhor deixar essa etapa para os dias da semana em que você puder contar com ajuda e se dedicar inteiramente à tarefa.

A primeira coisa é comemorar a eliminação das fraldas. Você pode levar seu filho às compras antes do grande dia para escolher as roupas de baixo especiais que vai usar quando já for uma criança grande. Ao vestir essas roupas nele, demonstre alegria pelo fato de as fraldas nojentas terem saído de cena e as lindas cuequinhas ou calcinhas novas estarem sendo usadas.

Eu e minha mulher temos uma foto de nosso filho mais velho usando suas primeiras cuequinhas, e ele parece tão orgulhoso quanto um presidente recém-eleito (uma ótima surpresa para seu aniversário de 21 anos, ou, talvez, algo para vazar para a imprensa quando ele se tornar governador).

Em seguida, comece a oferecer a ele muitos líquidos, e a cada duas horas pergunte se quer ir ao banheiro. Se a motivação tiver sido bem-trabalhada, ele vai concordar. Se ele não quiser se sentar no vaso, não brigue, apenas retroceda e volte a se concentrar no primeiro passo.

Se ele fizer xixi ou cocô na privada, comemore com entusiasmo. Recompensas são importantes, e atenção positiva é fundamental. Também recomendo usar doces como uma forma eficiente de suborno neste estágio. À medida que as coisas progredirem, você poderá substituí-los por outras recompensas menos malignas (como adesivos, por exemplo), mas no início não há nada que se compare à promessa de um monte de açúcar para estimular a motivação. A triste verdade é que a maioria das crianças venderia a própria mãe por algumas balas.

Prepare-se para acidentes e muita sujeira. Se o seu carpete for branco, tente segurar a ansiedade. Se houver acidentes, não se irrite nem repreenda a criança – apenas limpe a sujeira e siga em frente. Você também pode usar esses episódios como pretexto para treinar o ursinho outra vez e se certificar de que ele se lembra dos princípios básicos.

> RECOMPENSAS SÃO IMPORTANTES, E ATENÇÃO POSITIVA É FUNDAMENTAL.

Continue oferecendo líquidos e chamando a criança para ir ao banheiro a cada duas horas. Comemore qualquer coisa que sair, mesmo que sejam apenas algumas gotas. Com o passar do tempo, seu filho vai pegar o jeito, e então você poderá espaçar mais as recompensas.

A próxima fase é começar a encorajá-lo a ir sozinho ao banheiro quando sentir necessidade. Obviamente, na primeira vez que ele fizer isso, você deve soltar foguetes, telefonar para avós, tios e tias para que seu filho anuncie a boa notícia e, quem sabe, até chamar o jornal.

Se houver sujeira – e vai haver –, não entre em pânico. Não se chateie nem se zangue: os pequenos precisam de tempo para aprender. Prepare-se para ter um pouco mais de trabalho e assim não será pego de surpresa. Vai levar tempo, mas você vai chegar lá.

O MAIS IMPORTANTE: DIVERSÃO

O princípio básico que deve guiá-lo nesse processo é: qualquer que seja o método escolhido, transforme a aprendizagem em diversão. Se as coisas estiverem acabando em briga, é melhor parar, recuar um pouco e continuar mais tarde.

Há um milhão de maneiras de tornar a retirada das fraldas um processo divertido. Se você tem talentos artísticos, pode usar folhas de papelão para decorar o vaso, fazendo-o parecer um dinossauro, um pônei ou um caminhão. Pode também inventar uma música especial para a hora de ir ao banheiro:

"Fazer xixi é bom
Fazer cocô é legal
Dentro do banheiro nós fazemos carnaval
Não preciso de fralda
Eu já sou grandinho
Quando tenho vontade, faço tudo sozinho"

Com um pouco de criatividade é possível se divertir muito no banheiro. Se você encarar a retirada das fraldas como uma tarefa desagradável e estressante, as coisas não vão funcionar. Se, por outro lado, conseguir injetar alegria nesse processo tão importante para as crianças, tudo correrá bem.

NOITES SECAS

Lembre-se de que os dias secos vêm antes das noites secas. Isso parece óbvio, mas nem todo mundo entende. Só depois que seu filho já estiver bem acostumado a ir ao banheiro durante o dia é que você poderá pensar em noites sem fraldas.

Os mesmos princípios se aplicam novamente: torne o processo divertido, crie expectativa e recompense o sucesso. A primeira noite seca merece uma comemoração especial, assim como a segunda, a terceira, a quarta e a quinta. Depois disso, comece a espaçar as recompensas aos poucos. Faça as crianças se esforçarem um pouco mais.

Estabeleça uma rotina: ir ao banheiro deve ser a última coisa a fazer antes de ir para a cama à noite e a primeira a fazer ao acordar de manhã.

Também gosto de sugerir aos pais que acordem seus filhos durante a noite. Antes de você se deitar, acorde seu pequenino e leve-o ao banheiro, depois o ponha de volta na cama. É mais fácil do que você pensa.

Se houver acidentes, não reclame nem fique lembrando o fato. Acidentes acontecem. Se forem constantes, retorne às fraldas à noite por algum tempo e tente outra vez mais adiante.

A criança também deve ajudar a trocar os lençóis molhados – não fazer isso sozinha, mas certamente ajudar. Não imponha isso como uma punição ou algo vergonhoso, apenas explique que, sempre que fazemos qualquer sujeira, devemos ajudar a limpá-la. Com o passar do tempo, ela vai se cansar de trocar lençóis e vai preferir o banheiro. Em minha casa, quando um dos meninos precisava tomar banho de manhã por ter molhado a cama, eu e minha mulher fazíamos questão de que fosse uma chuveirada rápida, pois um banho de banheira longo e gostoso poderia ser entendido como uma recompensa e acabaria reforçando o comportamento indesejado.

As noites secas vão chegar, você só precisa ter paciência e esperar.

Se o problema persistir, então é melhor fazer uma visita ao médico. Em primeiro lugar, certifique-se de que a dificuldade não tem raízes físicas, depois volte a se concentrar no comportamento (talvez seja necessário obter ajuda nesse aspecto). Na dúvida, consulte alguém que entenda do assunto.

Consertando Kim

Eu disse tudo isso a Mandy, que relaxou um pouco. Ela vinha lutando com Kim fazia meses e estava exausta. De fato, ficou bastante aliviada quando alguém lhe deu permissão para parar com aquilo.

– Então eu devo esperar? – perguntou.

– Sim. Pare por três meses, deixe a poeira assentar e então tente outra vez.

Foi o que ela fez.

As duas tiraram umas férias de quase quatro meses, e no último deles Mandy começou a trabalhar a questão da motivação. Quando chegou o dia de tirar oficialmente as fraldas, Kim estava louca de vontade, psicologicamente falando. Mandy fez um troninho da Barbie que a menina simplesmente adorou.

Dessa vez não houve brigas nem discussões, nada de estresse ou pressão. Mandy empregou a tática de muita água e pit-stops a cada duas horas, e logo a filha começou a progredir. Dois dias após essa retomada, Kim teve seu primeiro dia totalmente seco. Depois de um mês não precisava mais de fraldas à noite.

A vida é tão mais fácil quando as pessoas não brigam!

Adeus às fraldas

- Nem pense em tirar as fraldas do seu pequenino antes que ele tenha pelo menos 20 meses.
- Não apresse as coisas. Lembre-se de que todas as crianças chegam lá a seu próprio tempo.
- Se você não estiver pronto, não comece. Não há nada de errado com as fraldas.
- Quando todos estiverem prontos, tente a abordagem dos três passos:
  - **Crie motivação**
  - **Treine o ursinho primeiro**
  - **Agora é a vez da criança**
- Comece com muita água e visitas regulares ao banheiro.
- Recompense o sucesso com atenção positiva e doces. À medida que seu flho progredir, passe a ele a responsabilidade de tomar a iniciativa.
- Não brigue. Se o plano não funcionar, tente outra coisa ou deixe a mudança para mais tarde.
- Se surgirem problemas ou algo o preocupar, leve seu filho ao médico.
- Dias secos primeiro, depois noites sem fraldas.
- Não deixe seu filho beber muitos líquidos à noite.
- Leve-o ao banheiro antes de dormir, acorde-o para mais uma visita antes de você ir para a cama e faça do banheiro a primeira parada quando ele acordar pela manhã.
- Recompense o sucesso.

PARTE 6

CRIANÇAS LEVADAS

Isto, mais do que qualquer outra coisa que discutimos até agora, é capaz de levar a maior parte dos pais à completa loucura: crianças levadas.

Nas páginas a seguir, apresentarei todos os recursos necessários para lidar com meninos e meninas desobedientes. As ferramentas citadas nas histórias funcionaram com todas as crianças por mim atendidas, e algumas delas eram osso duro de roer! Se funcionou com elas, vai funcionar com os seus filhos.

Ao final deste capítulo você será capaz de analisar a própria situação, identificar a raiz dos problemas, elaborar um plano simples para resolvê-los e selecionar as ferramentas para a tarefa.

CAPÍTULO 12

ATENÇÃO DIRECIONADA: O CASO DA MENINA QUE NÃO PARAVA DE GRITAR

CASO 8	
FAMÍLIA	Chris (36), Marie (37) e Sinead (3).
PROBLEMA APRESENTADO	Sinead tem ataques de birra violentos que duram horas . Ela parece incansável e, depois que começa, nada parece acalmá-la. Os pais dizem que já tentaram de tudo.
OBSERVAÇÕES	Eu escutava a menina berrando ao fundo enquanto falava com a mãe ao telefone.

Não há nada mais estridente que o grito de uma criança pequena tendo um ataque de birra. É um som que penetra nas membranas do cérebro e faz as pessoas sem filhos se virarem e fuzilarem com expressões de desgosto os pais desafortunados que tentam desesperadamente silenciar o pequeno. (Eu devolvo olhares igualmente raivosos – se você for capaz de fazer uma criança de 2 anos entediada e cansada ficar sentada em silêncio, tenha a bondade de tentar, senão cale a boca e deixe os pobres pais em paz.)

– Oi – eu disse em voz bem alta quando entrei na sala de espera, onde um bebê hipopótamo uivava num canto.

Por fora, parecia uma garotinha bastante normal, ainda que de péssimo humor. Mas sua magreza enganava, pois por dentro ela era um hipopótamo: qualquer um que a ouvisse berrar saberia disso.

E aquele filhote de hipopótamo teria derrubado um avião. Seus gritos poderiam quebrar as asas de um 747, e não por causa das vibrações ou algo assim: não, o avião se autodestruiria só para escapar daquilo. Despencar dos céus e explodir em uma bola de fogo era melhor que aguentar aquele pesadelo.

A mãe sorriu como se pedisse desculpas.

– Sinto muito – disse por cima da gritaria. – Ela quer brincar com o vaso de plantas.

Eu estendi a mão para ela.

– Não precisa se desculpar. Crianças uivantes são a minha especialidade. Tenho implantes nos ouvidos que impedem que o barulho me incomode.

Não era verdade, mas prometi a mim mesmo investigar a possibilidade.

– É melhor deixarmos isto para outro dia – disse Marie constrangida.

– Por quê? – gritei. – Ela não está bem?

Marie balançou a cabeça.

– Ela não está doente, mas, depois que começa, um ataque desses pode durar horas.

– Ah.

Olhei para o filhotinho de hipopótamo. Chris estava falando com ele e tentando distraí-lo com uma boneca. O pequeno animal selvagem não queria nem saber e afastava o brinquedo com tapas. Chris, uma boa alma cheia de paciência, continuava tentando mesmo assim.

– Não é melhor marcarmos outro horário para a semana que vem? – perguntou Marie.

Olhei para ela outra vez. Além de constrangida, agora parecia também derrotada. Esse era claramente um padrão de comportamento da família.

– Escute – eu disse forçando a voz –, vocês topariam fazer uma experiência?

– O que você quer dizer?

Eu me inclinei para a frente para que Marie pudesse me escutar.

– Gostaria de tentar algo para ver se ela diminui um pouco o volume.

Marie balançou a cabeça.

– Não vai adiantar, é sério. Ela fica assim durante horas.

Eu dei de ombros.

– O que temos a perder? Eu estou aqui, vocês também.

Ela estava indecisa.

– Vamos fazer uma aposta? Se eu não conseguir que ela pare, não cobro pela consulta. Se conseguir, vocês me pagam quatro vezes o valor normal.

Marie riu.

– De jeito nenhum. Você provavelmente conhece um monte de truques psicológicos para fazê-la parar de chorar.

Eu sorri.

– É claro que sim. Por que acha que estou propondo uma aposta?

Maria suspirou.

– O.k., vamos ficar.

– Muito bem, ao trabalho então.

Chamei Chris e trocamos um aperto de mão enquanto ele se desculpava profusa e desnecessariamente. Depois das formalidades, pedi a eles que me acompanhassem ao consultório. Chris imediatamente virou-se para pegar o pequeno hipopótamo. Bati de leve em seu ombro e fiz que não com a cabeça. Os dois olharam para mim com expressão confusa.

– Deixe-a aí – eu disse. – Quando ela tiver terminado, virá atrás de nós.

– Mas... – disse Chris, como se a ideia fosse tão absurda que ele até tivesse dificuldade em retrucar.

Eu sorri confiante.

– Vamos – eu disse.

Obedientes, eles me seguiram, olhando por cima dos ombros. O consultório ficava a alguns metros de distância, depois de uma curva no corredor. Certifiquei-me de que a porta principal estava trancada: ninguém iria sair nem entrar até aquele assunto ser resolvido.

Quando desaparecemos pelo corredor, os gritos se intensificaram ao equivalente a um terremoto de intensidade máxima. Eu poderia jurar que senti a pressão atmosférica cair, já que Sinead parecia sugar todo o ar do prédio com seus soluços convulsivos. As janelas tremiam.

– Talvez seja melhor voltarmos – disse Marie.

Eu a impedi.

– Ela vai ficar bem. Pelo menos assim a gente tem certeza de que ainda está respirando.

Marie e Chris demonstravam preocupação, e seu pequeno hipopótamo continuava a berrar. Era impressionante, eu tinha que admitir. A menina aprendera a amplificar sua capacidade pulmonar relativamente pequena de uma forma quase inacreditável.

– Então, quando isso começou? – perguntei, tentando distraí-los da óbvia preocupação de que a filha pudesse literalmente explodir.

Eu não achava que isso fosse possível, mas a combinação de decibéis e revolta que se espalhava pelo corredor estava começando a me deixar em dúvida.

– Ela sempre foi difícil – disse Chris.

– Isso não me surpreende.

Mas Chris não estava exagerando. Tudo havia sido difícil com o bebê hipopótamo: uma gravidez complicada, caracterizada por enjoos infindáveis, um parto terrível, dificuldades na amamentação e, então, problemas de comportamento. Como pais, aqueles dois tinham enfrentado toda uma lista de situações estressantes. Ainda estavam lutando para fazer a filha comer adequadamente, e a hora de dormir também era um pesadelo. Tanto Marie quanto Chris tinham a sensação de estarem em conflito constante com a menina.

– Parece que só o que fazemos é brigar com ela – disse Chris.

– Minha nossa! – exclamei. – Como conseguem manter a cabeça no lugar?

Marie me olhou com uma expressão dolorosa.

– E quem disse que conseguimos?

Um momento de iluminação fizera com que eles me procurassem. Marie tinha levado Sinead ao parque mais ou menos uma semana antes. A tarde começara bem, mas, quando Marie disse ao pequeno hipopótamo que era pequeno demais para brincar no escorregador grande, a cena inevitável ocorrera.

– Eu estava parada – disse ela –, com a minha filha berrando e se atirando no chão, e me dei conta de que, se algo não mudasse, eu acabaria deixando de gostar dela. Percebi que simplesmente não posso passar o resto da minha vida com uma criança que se comporta desse jeito. Eu sabia que estava começando a sentir raiva dela e do que ela me faz passar. Não quero sentir raiva da minha filha – disse ela, explodindo em lágrimas.

Só não entrei em pânico como faria um leigo em uma situação como essa porque, sendo eu um psicólogo clínico com não apenas uma, mas duas pós-graduações em psicologia infantil, anos de experiência trabalhando com os aspectos mais sombrios da alma humana e uma profunda compreensão intuitiva a respeito das necessidades de uma pessoa em um momento de tanto sofrimento e preocupação, eu sabia exatamente o que fazer. Inclinei-me para a frente e ofereci:

> ALIMENTAR OS COMPORTAMENTOS ERRADOS É UMA DAS ARMADILHAS MAIS COMUNS EM QUE OS PAIS CAEM.

– Quer um lenço de papel?

COMO O PROBLEMA COMEÇOU

A verdade é que percebi qual era o problema assim que entrei na sala de espera. Provavelmente, você também. Todas as crianças são tubarões famintos, mesmo os filhotes de hipopótamo. Especialmente os filhotes de hipopótamo! Marie e Chris tinham caído em uma das armadilhas mais comuns para pais – estavam alimentando os comportamentos errados. O bebê hipopótamo tinha aprendido que a maneira mais infalível de receber atenção era dar um show, ou, no caso, chorar e se debater como uma alma penada.

Todas as dificuldades e preocupações daquele casal tinham origem em uma coisa muito simples: eles estavam dando atenção demais aos comportamentos errados. Era isso que eu tinha visto na sala de espera: o ataque de birra do filhote de hipopótamo sendo recompensado com a total atenção dos pais. Evidentemente, a menina tinha aprendido que gritar e chorar eram métodos seguros para fazer que olhassem para ela. As coisas tinham saído de controle a partir daí. Não era culpa de ninguém, era apenas um desses becos sem saída em que, às vezes, os pais se enfiam sem perceber.

Só Deus sabe quantas vezes eu já me encontrei em um deles.

O PODER DA ATENÇÃO DIRECIONADA

Não existe nada – e quando digo *nada* eu realmente quero dizer *nada* – mais poderoso que a atenção dos pais. Mais que qualquer outra coisa, ela pode explicar e também solucionar a maioria dos problemas.

Mas por que a atenção é tão poderosa?

A resposta é que isso está escrito em nossos genes. Vale a pena lembrar que faz apenas 10 mil anos que saímos das cavernas, o que não é mais que um segundo em termos da história da vida em geral neste planeta. Noventa e nove por cento do nosso material genético é igual ao dos chimpanzés, embora eu tenha certeza de ter conhecido algumas pessoas, no decorrer da minha vida, que estavam ainda mais próximas dos 100%.

> NÃO EXISTE NADA MAIS PODEROSO QUE A ATENÇÃO DOS PAIS.

Tudo isso significa que somos apenas macacos sem tantos pelos e com a capacidade de mandar mensagens de texto via celular (obviamente foi para isso que desenvolvemos o polegar opositor). Apesar de todo o verniz de civilização, nosso cérebro ainda é, em grande parte, selvagem. Podemos discutir as especificações técnicas das televisões de plasma com o vendedor da loja de um jeito bem convincente, mas por trás do papo furado pulsam o coração e o cérebro de uma criatura bem menos civilizada.

Nas crianças, todo o comportamento está ligado à proximidade com o cuidador. Quando somos recém-chegados à selva, praticamente todos os outros animais podem nos comer. Esta tarde mesmo tive uma comprovação clara disso. Eu e minha esposa levamos nossos filhos a um viveiro de pássaros, pois o dia estava bonito e queríamos que as crianças gastassem energia ao ar livre. Nosso caçula estava observando uma belíssima arara quando esta deu um grito altíssimo e estridente. O menino ficou paralisado por um segundo, o medo estampado no rosto pálido, depois se virou e correu para nós chorando como se tivesse visto uma assombração.

Foi um daqueles momentos em que um pai morre de pena da cria, mas também acha muita graça. Levei-o de volta até a enorme gaiola e tentei negociar uma trégua, mas ele não quis saber. A questão é que meu filho, instintivamente, concluiu que a arara queria devorá-lo e, mesmo ela estando presa, seu primeiro impulso foi o de correr para o lugar mais seguro: embaixo da minha asa. Isso está no sangue, e é por isso que qualquer coisa que chame a atenção dos pais é uma ferramenta preciosa para as crianças. Elas nos querem por perto. Querem que não tiremos os olhos delas.

E quem sabe onde pode haver araras escondidas?

Porém, isso também significa que qualquer coisa que receba atenção será considerada boa na cabeça delas e que qualquer coisa que não atraia olhares será descartada.

Você já viu esta cena? Duas crianças estão à mesa, uma delas comendo calmamente e a outra batendo com a colher no copo de suco. O pai ou a mãe se vira e, ignorando completamente a primeira, adverte a segunda: "Pare com isso ou você vai ficar de castigo!" Obviamente, o que a criança bem-comportada acabou de aprender? Se quiser a atenção de seus pais, bata com a colher no copo!

Você já se perguntou por que os pequenos tendem a copiar os maus hábitos dos maiores? Porque nós damos atenção demais aos maus hábitos, e quando fazemos isso eles crescem e se fortalecem. As outras crianças vão querer fazer o mesmo para receberem a mesma dose de atenção.

NÃO HÁ NADA MAIS IRRITANTE QUE UMA CRIANÇA TENTANDO NOS IRRITAR.

Dar atenção a um mau hábito é o mesmo que votar. Quando você vota, está incentivando os políticos. Se prestar atenção a um mau comportamento, logo ele também vai querer fazer as leis.

Estas são algumas das maneiras como incentivamos os maus hábitos:

– Joãozinho, pare com isso.

– Por que você sempre faz isso, Joãozinho?

– Joãozinho, chega.

– Quantas vezes eu tenho que repetir, Joãozinho?

– Joãozinho, é a última vez que eu vou falar.

– Joãozinho, por favor, pare de atormentar o papagaio.

– Joãozinho...

– JOÃOZINHO!

– JO-ÃO-ZI-NHO!

É dolorosamente fácil prestarmos atenção demais a maus comportamentos, pois eles são difíceis de ignorar. Não há nada mais irritante que uma criança tentando nos irritar.

"É como se ele fizesse isso de propósito, só para me incomodar" é uma frase que escuto com frequência dos pais que me procuram.

É claro que é de propósito!

Não é que os pequenos queiram exatamente nos irritar – tudo o que querem é uma reação. Com certeza, preferem nos ver felizes, mas zangados também serve, se for a única opção. Isso não quer dizer que você deva ignorar tudo. Obviamente, é necessário lidar com certos comportamentos, e vamos falar sobre isso nos casos a seguir, mas muitos deles, provavelmente 90%, podem ser eliminados se não receberem incentivo. Se você parar de alimentá-los, eles vão desaparecer.

Quando digo isso aos pais, geralmente me deparo com uma chuva de "sim, mas". O mais comum é: "Sim, mas nós tentamos fazer isso e não funcionou."

Eu retruco com o meu próprio "sim, mas": "Sim, mas vocês realmente ignoraram o comportamento indesejado e elogiaram o desejado?"

Quando as pessoas dizem que tentaram ignorar alguma coisa, em geral significa que tentaram por dez minutos e então cederam, ou que algumas vezes ignoraram e outras vezes reagiram. Minha posição é: quando se decide ignorar algo, isso tem que acontecer para sempre. Daquele momento em diante o comportamento cessa de existir. Sua ocorrência é um aviso para desviar os olhos.

Os pequenos chimpanzés precisam aprender que, quando começarem a fazer manha, a mamãe e o papai chimpanzé vão largar as bananas e sair andando. O bom disso tudo é que, como o pequeno chimpanzé morre de medo de ser devorado pelas araras, logo abandonará a manha e descobrirá uma nova maneira de manter os macacões por perto.

É aí que entram os elogios.

Elogios são o combustível das crianças, o pote de ouro no fim do arco-íris da infância. Quando você compreende isso, pode resolver praticamente qualquer problema que encontrar. A chave para conseguir um bom comportamento são os elogios. Elogiar pode parecer fácil, mas para muitos pais não é. Muitas pessoas não sabem como elogiar os filhos.

Algumas se sentem estranhas e constrangidas, geralmente porque elas mesmas nunca receberam muitos elogios, e é difícil reproduzir algo que não se conhece muito bem.

> ELOGIAR PODE PARECER FÁCIL, MAS PARA MUITOS PAIS NÃO É.

A seguir, apresento um resumo de como elogiar uma criança, lembrando que um elogio eficaz é o que incentiva o bom comportamento.

SEGREDOS DO ELOGIO EFICIENTE

Seja específico

O termo técnico para isso é elogio dirigido. Significa que você deve descrever especificamente os comportamentos que está elogiando: "Obrigada por me ajudar a carregar as compras." Isso faz a criança associar o elogio ao comportamento que você quer incentivar.

Personalize os elogios

Use a palavra *eu* para deixar claro que um bom comportamento recebe mais atenção de você, e não simplesmente do mundo em geral. Diga "eu gostei muito que você colocou seu pijama sozinho" em vez de "que bom que você colocou o pijama sozinho".

Um bom elogio requer concentração total

Não elogie seu filho por cima do jornal, com os olhos pregados na televisão ou gritando de outra peça da casa. Levante-se, vá até ele, ajoelhe-se e fale diretamente, olhando nos olhos dele para que não haja dúvida de que um bom comportamento merece a sua total atenção.

Demonstre animação

Pode parecer óbvio, mas muitas pessoas não entendem: simplesmente dizer "muito bem" não faz efeito. Palavras ditas em tom neutro ou, pior, ligeiramente irritado porque você ainda está zangado com alguma coisa que seu filho fez cinco minutos atrás não funcionam. Demonstre que você está verdadeiramente satisfeito. E pode exagerar, pois o efeito será melhor ainda.

Demonstre afeto

Crianças adoram expressões físicas de afeto. A melhor coisa do mundo para um pequeno chimpanzé é sentir o papai ou a mamãe chimpanzé catando seus piolhos como recompensa por um bom comportamento. É o mais próximo do paraíso a que podem chegar nesta vida. Se não quiser catar piolhos, você pode abraçar e beijar seu filhote.

Elogie imediatamente e com frequência

Elogios não podem ter hora marcada para acontecer se você quiser mesmo estimular o bom comportamento. *Sempre* que observar *qualquer coisa* positiva, não perca um segundo. Quanto mais rapidamente você associar o elogio ao bom comportamento, mais forte será a mensagem de que ele deve ser repetido. Ficar de olho nos aspectos positivos deve ser sua prioridade.

Para completar o quadro, mantenha sempre em mente esta frase, que resume mais ou menos tudo o que foi dito acima:

Ignore os comportamentos indesejados e elogie os que você quer que se repitam.

É um bordão muito simples, mas também muito importante. A aplicação direcionada da atenção é a arma mais poderosa na batalha pelo domínio do seu lar. O truque é manter o controle da situação.

Redirecionamento

Com crianças pequenas, o redirecionamento é uma ferramenta igualmente poderosa, mas muitas vezes subutilizada quando se trata de comportamento. Ele é ótimo porque as crianças são incrivelmente fáceis de serem redirecionadas. Como regra geral, sua capacidade de atenção é muito limitada, e sua memória, bastante curta, de modo que simplesmente mudar o foco de uma situação quase sempre evita brigas. Se aperfeiçoar sua técnica, você poderá evitar aproximadamente 95% dos conflitos de todo dia apenas usando o redirecionamento.

Outro aspecto positivo é que ele é lúdico e divertido. Na verdade, funciona melhor quando é lúdico. Se for divertido para você, funcionará para seu filho também. A diversão é contagiosa. O limite dessa técnica é a sua imaginação. Todos os dias, pais e mães ampliam as fronteiras do redirecionamento de um modo que antes nem sonhavam ser possível.

Sua utilização é mais difícil para algumas pessoas que para outras. Nem todos não se dão bem com ele. A verdade, no entanto, é que, quando se pega o jeito, tudo se torna fácil e divertido. Por esse motivo, apresento algumas ideias para ajudá-lo a começar, caso considere isso um pouco complicado.

MANUAL DE TÉCNICAS EFICAZES DE REDIRECIONAMENTO PARA INICIANTES

Mude de assunto

É a mais fácil de todas: simplesmente mude de assunto. Por exemplo, se o seu pequenino está fazendo manha para não tomar banho, simplesmente pergunte algo como: "O que você fez na escola hoje?"

Mude o foco para uma parte mais atraente da tarefa

Em vez de declarar guerra – "*Você* vai para o banho *agora*!" –, simplesmente chame a atenção para um aspecto mais divertido daquilo que você está propondo: "Já sei! Vamos ver se o patinho de borracha sabe fazer bolhas?"

Encontre um jeito mais divertido de chegar lá

Abaixo o tédio, viva a diversão! Por exemplo, em vez de dizer "pare com a manha e vamos tomar banho", você pode dizer: "Já sei! Vamos voar para dentro da banheira como dragões!" Então, pegue seu filho no colo e corra com ele pela casa, rugindo como um dragão, antes de aterrissar na banheira e apagar o fogo do monstrinho.

Fale e faça bobagens

Bobagens são sempre a melhor opção. Você nem precisa ser especialmente criativo, simplesmente deixe as tolices fluirem. Pegue um objeto qualquer (uma banana, uma meia, um pedaço de madeira) e o faça falar com uma voz engraçada. Ou diga alguma coisa ridícula totalmente fora do contexto, como: "Sabe o que eu vi hoje? Uma zebra cantando pela rua!" Ou dance com seu filho, ou mesmo sozinho. Ensine-o a pular em uma perna só, ou qualquer outra bobagem que lhe venha à cabeça. Solte a imaginação e faça a festa.

IIIIII **"Minta" descaradamente**

Por exemplo, quando seu filho estiver começando a fazer manha, olhe para cima, diga "psiu!" e pergunte em um sussurro teatral se ele escutou aquele barulho. Quando ele perguntar que barulho, diga bem baixinho: "Os dinossauros!" Espiem juntos pela janela para ver se os monstros estão lá. Qualquer coisa desse tipo funciona que é uma beleza! Pergunte a uma criança que está fazendo birra no supermercado se ela viu o coelho azul que acabou de passar pulando pelo corredor e veja o que acontece.

Consertando a menina que não parava de gritar

Marie aceitou um lenço de papel.

Eu suspirei aliviado, pois não tinha um plano alternativo. Que diabos iria fazer se os lenços não funcionassem? Ela fungou um pouco, e Chris massageou seu ombro num gesto de consolo.

– Bem – disse eu, depois que ela tinha se recomposto –, uma coisa nós temos para comemorar.

– O quê? – perguntou Marie, com os olhos ainda úmidos.

– Pelo menos a pequena parou de chorar.

Os dois me olharam mudos. Por um momento achei que iam festejar a novidade, mas logo a ansiedade se instalou.

– Vou dar uma olhada nela – disse Chris, pondo-se em pé.

Eu sabia que ela estava bem. Na verdade, sabia que estava sentada ao lado da porta do consultório, pois podia ver sua perninha fina dentro meia-calça branca. Tentei avisar Chris, mas era tarde demais. Assim que ela o enxergou, começou a berrar outra vez.

Eu sorri.

Conversei com Marie e Chris por cerca de meia hora. O bebê hipopótamo parou de chorar depois de uns quinze minutos. O plano que elaboramos era simples. Eles deveriam apenas ignorar os maus comportamentos e elogiar os bons. Mas, para que isso funcionasse, eu tinha que me certificar de que os dois concordavam em relação a o que seria considerado bom e mau. Muitos pais agravam o problema porque não entendem bem essa parte e acabam transmitindo a mensagem errada aos filhos ao ignorarem um comportamento específico em certos momentos, mas não em outros. Esse tipo de reação na verdade só aumenta a frequência do comportamento em questão. O fenômeno até tem um nome chique: reforço intermitente.

Eu chamo simplesmente de não ter ideia do que se está fazendo.

Nesse caso, era fácil. Os maus comportamentos eram manhas, teimosia e ataques de birra. Os bons comportamentos eram brincar tranquilamente, abraçar a mamãe e o papai e ajudar nas tarefas propostas. Inicialmente, o casal deveria notar e elogiar qualquer comportamento nessa direção. Simplesmente ficar sentada em silêncio por alguns segundos devia ser considerado um comportamento merecedor de elogios. A essa altura, eles precisavam agradecer qualquer migalha.

Além disso, também deveriam usar o redirecionamento o máximo possível. Minha teoria a respeito de Sinead era a de que ela estava mal-acostumada, e o redirecionamento era uma boa saída para treiná-la a pensar de um jeito diferente sobre como conseguir atenção sem recorrer aos espetáculos de sempre. Outro aspecto positivo do redirecionamento é que ele necessariamente envolve atenção, o que também pode ajudar a evitar as birras.

A prática começou imediatamente. Cerca de cinco minutos depois de parar de chorar no corredor, Sinead enfiou o rostinho desconsolado e lacrimoso para dentro da sala.

– Marie – eu disse imediatamente –, redirecionamento e elogios. Vamos lá.

– Olhe só – disse Marie, apontando para um canto da sala. – É um coelhinho mágico!

Marie levava jeito para a coisa. Até fiquei intrigado, pois, que eu soubesse, não havia coelhinhos mágicos em meu consultório.

O pequeno hipopótamo olhou para a pilha de brinquedos no canto, com um dedinho preso nos lábios tristes.

– Que bom que você parou de chorar, querida – disse Marie.

Não havia um *eu* naquele elogio, mas seria pedir demais para uma primeira tentativa.

– Quer que eu a ajude a procurar o coelhinho? – Marie perguntou.

O filhote de hipopótamo assentiu.

E lá se foram as duas para o canto da sala remexer nos brinquedos. Dali a pouco encontraram um coelhinho de pelúcia, que encheu o pequeno hipopótamo de beijinhos mágicos e o fez se retorcer de rir.

No mesmo instante, percebi que aquela família estava bem-encaminhada. Quando os pais compreendem os princípios básicos, as coisas tendem a andar muito bem.

Liguei para eles uma semana depois para ver como estavam se saindo.

– Muito melhor – disse Marie. – É como se ela fosse outra criança.

– O que você acha que fez a diferença?

– Nós nos disciplinamos a ignorar as manhas e elogiar o bom comportamento. Agora os ataques de birra duram apenas alguns minutos, e ela também está muito mais afetuosa.

– Fantástico – eu disse. – Parabéns a todos!

– O melhor de tudo é que agora eu tenho prazer em conviver com ela, porque não estamos sempre brigando. Eu simplesmente faço de conta que não vejo as coisas negativas e me concentro nas positivas, e ela se comporta de acordo com isso.

Eles retornaram algumas semanas mais tarde para que eu os ajudasse com algumas questões relativas ao sono e à retirada das fraldas. A família estava muito mais feliz, e o melhor de tudo é que não havia nem sinal do filhote de hipopótamo. Parecia que ele tinha desaparecido, como num passe de mágica, e deixado em seu lugar uma linda menininha chamada Sinead.

Você não adora um final feliz?

USANDO A ATENÇÃO DIRECIONADA PARA ESTIMULAR O BOM COMPORTAMENTO

- Decida quais comportamentos são indesejados e os ignore – completamente.

- Decida quais comportamentos você quer que se repitam e os elogie sempre que puder, usando as técnicas apresentadas neste capítulo.

- Mensagens ambíguas só pioram a situação.

- Sempre que possível, use o redirecionamento para evitar brigas.

- Se o comportamento não puder ser ignorado, leia o próximo capítulo.

CAPÍTULO 13

COMO FAZER PUNIÇÕES E RECOMPENSAS FUNCIONAREM E POR QUE VOCÊ JAMAIS DEVE NEGOCIAR COM TERRORISTAS

CASO 9	
FAMÍLIA	Adele (34), George (5) e Katey (3).
PROBLEMA APRESENTADO	George está se comportando muito mal em casa. Nunca obedece à mãe e briga com todo mundo. Adele diz que já tentou de tudo, mas George se recusa a obedecer.
OBSERVAÇÕES	O melhor caminho é o mais simples.

Eu costumava discordar de praticamente toda a política externa norte-americana, mas há um princípio em que concordo com o ex-presidente George Bush: jamais se deve negociar com terroristas. Essa é a pior saída possível em um conflito.

O George com quem eu estava trabalhando – o de 5 anos – era um terrorista dos mais perigosos. Difícil saber exatamente qual era a sua ideologia, mas a anarquia parecia desempenhar um papel importante em suas atividades. O pequeno George não estava tão interessado em reservas de petróleo como o seu xará mais velho, mas dava para dizer que os dois tinham a mesma predileção por guerras.

Adele aparentava estar destruída quando a conheci. Não era para menos. O marido a abandonara quando Katey tinha 6 meses, dizendo que simplesmente "não aguentava mais". Certo.

Ele a deixou com uma criança de 2 anos, um bebê e um monte de dívidas. Fora um cartão de aniversário para George dois anos antes, desde então a família não tivera notícias dele.

O que Adele poderia fazer? Ela não tivera muita escolha. Fora obrigada a aguentar, porque o pai das crianças simplesmente pedira as contas.

Sem-vergonha era minha definição para ele. Quando temos filhos, não podemos cair fora. Pode haver uma separação, se for melhor para todos – e às vezes realmente é –, mas não dá para simplesmente sumir. Isso não se faz, a não ser que você seja um sem-vergonha.

As coisas tinham sido difíceis com as crianças. Katey era um bebê ótimo, mas George ficou muito abalado quando o pai foi embora. Foi desde então que os ataques de birra e a desobediência começaram com força total. George rapidamente se tornou uma criança muito raivosa. Recusava-se a fazer praticamente qualquer coisa que a mãe pedisse, era agressivo com a irmã e parecia determinado a causar problemas.

– Acho que ele precisa de uma figura paterna – disse Adele, sentada à minha frente.

Ela preferira conversar comigo a sós primeiro, então deixamos as crianças na sala de espera.

Eu sorri.

– Não posso ajudá-la nesse aspecto, mas talvez eu possa lhe dar algumas dicas para lidar com o comportamento dele.

– Falando sério – disse ela –, eu me pergunto se esse não é o maior problema.

Dei de ombros.

– Em parte, talvez, mas nada é tão simples assim. Esse tipo de questão sempre tem respostas múltiplas e complexas. O que nós queremos é que vocês sejam mais felizes, certo?

– Sim.

– Muito bem, então vamos chamar as crianças e começar.

Adele foi buscá-los. Katey veio saltitando alegremente na frente da mãe. George vinha se arrastando atrás delas com uma carranca capaz de derreter um arco-íris.

– Oi, Katey. Oi, George.

Katey sorriu. George se atirou em uma cadeira e imediatamente começou a arrancar pedacinhos do forro.

– Por favor, não faça isso, George – pediu Adele.

Ele a ignorou.

– Por favor, não faça isso, George.

Mais pedaços de tecido arrancados.

– George.

Ele começou a beliscar o recheio da almofada.

– George.

Pedacinhos de espuma pelo chão.

– George.

Ele rosnou para ela:

– O QUE FOI?

Fiquei pasmo com a reação agressiva, mas não disse nada porque queria ver como a cena iria se desenrolar.

– Por favor, pare com isso.

– Por quê?

– Porque a mamãe está mandando, o.k.?

Mais espuma no chão.

– George, se você não parar com isso a mamãe vai ficar muito zangada.

"E daí?", pensei.

Pelo jeito, George não ligou a mínima, pois continuou furando a cadeira.

Adele olhou para mim como se dissesse: "Está vendo só?"

Eu estava, mas provavelmente não a mesma coisa que ela.

> Com crianças, é tudo uma questão de psicologia. Você decide que vai vencer a batalha e então vence.

Inclinando-me para a frente, falei com minha voz de quem-manda-aqui--sou-eu:

– Ei, George!

Ele parou de destruir a cadeira e ergueu os olhos. Crianças pequenas sempre obedecem aos adultos que não conhecem.

– Você gosta de brincar com carrinhos? – perguntei.

Ele assentiu.

– Eu tenho uns muito legais lá na entrada. Quem sabe você vai brincar um pouco com eles enquanto eu converso com a sua mãe?

Ele me encarou por um instante, analisando a proposta. Dei-lhe um sorriso firme, porém amigável, que informava: "Não se meta comigo, garoto, este é o meu território." Ele se levantou e saiu.

Com crianças, é tudo uma questão de psicologia. Você decide que vai vencer a batalha e então vence.

Onde o problema começou

Pelo que já descrevi, pode-se pensar que esse caso é muito complexo. Temos uma mãe abandonada com dois filhos, enfrentando dificuldades com um menino raivoso que, evidentemente, foi muito afetado pelo sumiço do pai sem-vergonha. Quem sabe George estivesse tentando não sentir a dor causada por esse acontecimento?

Talvez o menino, de alguma forma, fizesse a mãe se lembrar do pai, e por isso ela tivesse uma hostilidade reprimida em relação a ele. Talvez o comportamento do menino servisse como um pretexto para que a mãe não enfrentasse os próprios sentimentos em relação à separação.

Tudo isso é possível, mas tudo nos leva de volta ao mesmo ponto: George é uma criança que está se comportando muito mal.

Todos querem encontrar respostas complicadas para comportamentos complexos. Percebo isso o tempo todo, certamente em outros profissionais e muitas vezes também em pais e mães. Mas aprendi que focalizar as questões mais simples geralmente é muito mais proveitoso.

> Em geral, as crianças querem nos comunicar coisas simples.

No caso de George, tive a impressão de que o problema era apenas falta de limites e de atenção aos comportamentos certos. Sem dúvida alguma ele estava perturbado pela partida súbita do pai, e talvez isso tenha desencadeado o problema. Só que agora tinha virado uma bola de neve, e se não o interrompêssemos rápido as coisas só iriam piorar. Aquele menino precisava desesperadamente de limites, porque precisava de algo em que confiar no mundo.

Eu acredito que todo comportamento é uma forma de comunicação, mas isso não significa necessariamente que as crianças estejam sempre tentando nos dizer algo complicado. Em geral, elas querem comunicar coisas muito simples. No meu entender, George indicava estar triste, precisando de limites e também de uma relação mais positiva com a mãe. Ele precisava de alguém que lhe mostrasse com clareza até onde poderia ir.

Quanto a Adele, por certo estava carregando um fardo pesado devido à separação, e isso a deixava ansiosa e culpada. A culpa a paralisava quando precisava ser mais ativa e tomar as rédeas da situação. Suspeitei que na época da separação ela provavelmente tivesse – e é compreensível – se retraído um pouco, o que fez George adotar um comportamento negativo para chamar a sua atenção. Agora eles estavam presos em um círculo vicioso. Além de tudo isso, havia a culpa que impedia Adele de se impor com firmeza e a fazia recorrer a um processo interminável de negociações inúteis.

"Mais do que qualquer outra coisa", pensei, "George está simplesmente pedindo pela mãe."

Crianças precisam de limites

Você tem a impressão de que já escutou essa conversa de que crianças precisam de limites? Se não, deve voltar e ler o que eu disse sobre o assunto no início deste livro. Muitas das crianças mais infelizes que já conheci eram aquelas que não tinham limites. Os pequenos odeiam isso: é apavorante, confuso e perturbador.

Mas então por que, você pode perguntar, eles forçam tanto os limites se precisam deles? É simples: porque é assim que descobrem onde os limites estão. É da natureza das crianças seguir em frente até onde puderem. Elas querem ver tudo o que há para ver, querem subir no telhado, enfiar dedos em buracos, correr em shoppings lotados. Elas têm o cérebro em desenvolvimento e querem dar sentido ao mundo o mais rápido possível antes que uma arara as devore.

> Muitas das crianças mais infelizes que já conheci eram aquelas que não tinham limites.

"Aprenda", diz o pequeno cérebro, "aprenda como se a sua vida dependesse disso."

Ao mesmo tempo, elas também precisam saber que alguém as está protegendo das araras. Precisam saber que podem ir até certo ponto, mas não podem passar dele. O mundo pode ser um lugar muito assustador quando se é pequeno, e as crianças precisam ter certeza de que alguém vai puxá-las de volta se forem longe demais.

Para crianças sem limites, o mundo se torna um lugar imprevisível e aterrorizante. Por isso, elas correm sem descanso até alcançarem a cerca. Se você não construir cercas para seus filhos, vai desperdiçar muito tempo correndo atrás deles.

Para crianças sem limites, o mundo se torna um lugar imprevisível e aterrorizante.

Vai piorar antes de melhorar

Este é um ponto importante que não deve ser esquecido: quando você coloca em prática qualquer plano de mudança de comportamento, seu problema quase sempre vai piorar antes de melhorar.

Por quê? Porque, se uma criança encontra uma cerca onde antes não havia nada, vai empurrá-la, sacudi-la e tentar derrubá-la. Se conseguir mover ou derrubar a cerca da primeira vez, vai usar ainda mais força da próxima. Se a cerca permanecer firme no lugar, pode haver protestos no início, mas depois a criança vai parar.

Se você impuser limites, não os altere ou elimine por motivo algum. Prepare-se para um período de piora no comportamento e não ceda.

Pergunte, mande, aja

Nunca negocie com terroristas. Jamais.

Se entrar em longas negociações circulares com uma criança, você estará se pondo a caminho do hospício. Negociar interminavelmente com os pequenos só leva a frustração, gritos e mau comportamento.

As regras simples que eu recomendo aos pais são as mais antigas de qualquer manual de mudança de comportamento:

1. Peça educadamente que a criança realize a tarefa em questão.
2. Se isso não funcionar, mande a criança realizar a tarefa com uma voz firme que transmita autoridade.
3. Se ainda assim ela não obedecer, aja.

É claro que a ação do terceiro passo vai depender da situação. Neste capítulo vamos examinar duas opções: a) dar um tempo, em caso de comportamentos inaceitáveis ou desobediência constante; e b) como usar placares de comportamento de maneira eficiente.

O PLACAR: UM GUIA VISUAL PARA O BOM COMPORTAMENTO

Muitas pessoas consideram os placares – ou seja, quadros nos quais se registra o comportamento da criança ao longo do dia com adesivos e símbolos – uma ideia tediosa. Em geral, essas são as mesmas pessoas que dizem que já tentaram de tudo e nada funcionou. Elas não compreendem o significado mais amplo dos placares e costumam achar que se trata apenas de colar adesivos em folhas de cartolina. Como resultado, usam esse recurso por algum tempo, mas então começam a se esquecer de colar os adesivos. Logo o quadro se desprende da parede e desliza para trás da geladeira, onde será encontrado anos depois, quando a família estiver de mudança.

A grande vantagem dos placares é que eles proporcionam uma estrutura clara que serve como um guia visual para o bom comportamento. Se usados adequadamente, oferecem um enorme incentivo ao desenvolvimento de bons comportamentos, bem como uma forma de punir comportamentos indesejados.

SEGREDOS DOS PLACARES EFICIENTES

- Cada placar deve abranger sete dias, de sábado a sexta-feira.
- Cada dia é dividido em sete blocos de duas horas, da seguinte forma:
  - Hora de acordar – 8 horas
  - 8 – 10 horas
  - 10 horas – meio-dia
  - Meio-dia – 14 horas
  - 14 – 16 horas
  - 16 – 18 horas
  - 18 horas – hora de dormir

- Ao final de cada período de duas horas, se o comportamento foi bom, seu filho ganha um lindo adesivo ou uma carinha alegre no placar.

- Se o comportamento não foi muito bom, mas nada de grave aconteceu, ele ganha uma carinha triste. Um comportamento muito ruim leva um X.

- Consistência é a chave. Seja o mais consistente possível ao distribuir carinhas alegres para as coisas boas e carinhas tristes e X para as ruins.

- Se o seu filho ganhar de cinco a sete adesivos em um dia, ele terá direito a um vale.

- Os vales podem ser economizados e depois "gastos" em prêmios de diferentes valores – um vale pode ser trocado por uma história a mais antes de dormir; dez podem ser trocados por uma ida ao cinema.

- Se você incluir a criança no processo de escolher os prêmios e definir o valor dos vales, ela se motivará rapidamente.

- Depois de a criança ganhar um vale, este não poderá ser mais retirado. Se ela fez por merecer, o prêmio é dela, não importa o que fizer depois.

- Para representar os vales, escolha objetos que sejam interessantes para a criança. Na minha casa usamos ding-dongs, que são pequenos sinos comprados em uma loja de artesanato. Eles são bonitos e fazem um som gostoso. Não se esqueça de voltar ao placar ao final de cada período e fazer uma grande festa em torno da carinha feliz ou do adesivo que seu filho ganhou pelo bom comportamento, bem como dos vales ao fim do dia. Lá em casa, os ding-dongs são considerados mágicos e muito especiais. Todos nós estamos viciados neles. Outra dica: em vez de carinhas alegres e tristes, você pode usar outros adesivos que sejam mais atraentes para as crianças.

	SEGUNDA	TERÇA
HORA DE ACORDAR – 8 HORAS	☹	😠
8 – 10 HORAS	😠	✗
10 HORAS – MEIO-DIA	☺	😠
MEIO-DIA – 14 HORAS	✗	☺
14 – 16 HORAS	☺	☺
16 – 18 HORAS	☺	✗
18 HORAS – HORA DE DORMIR	☹	😠

Algumas pessoas preferem usar placares que descrevam especificamente cada atividade – por exemplo, fazer a cama e escovar os dentes. Eu prefiro simplesmente distribuir adesivos por bom comportamento para cada período fixo de duas horas. Acho que isso permite maior flexibilidade ao longo do dia e torna os adesivos mais valiosos.

Por exemplo, em vez de dizer "Melissa, pela quinta vez, será que você pode por favor guardar seus brinquedos?", você pode dizer: "Melissa, se você ainda não tiver guardado seus brinquedos quando eu voltar, não vai ganhar uma carinha alegre."

Esse método também facilita a interrupção de um comportamento ruim prestes a estragar o dia de todo mundo: "O.k., Melissa, você já ganhou duas carinhas tristes hoje, então se quiser um ding-dong vai ter que se comportar muito bem pelo resto do dia. E não se esqueça de que você só precisa de mais um ding-dong para poder ver aquele filme no cinema amanhã." A promessa do vale pode ajudar a reorganizar uma cabecinha que esteja flertando perigosamente com a anarquia.

Você vai descobrir que, se usar placares como os descritos, seus pequenos se motivarão bem depressa a ganhar os adesivos. No estranho mundo das crianças, um simples adesivo pode ser motivo suficiente para juntar os sapatos espalhados pela sala antes de a mamãe contar até três.

O MILAGRE DO 1-2-3

Se você sabe contar até três, então já tem uma ferramenta poderosa à disposição. A simples contagem 1-2-3 – injustamente desvalorizada, na minha opinião – é capaz de fazer milagres. Assim como qualquer outra coisa, envolve um pouco de técnica, mas nada em especial. O segredo do 1-2-3 está na entonação da voz, que deve ser calma e segura. Não grite nem berre, simplesmente declare as condições e conte até três:

– Jenny, pode levar seus sapatos para o quarto, por favor?

– Não.

– Jenny, eu vou contar até três e, se você não tiver guardado os seus sapatos quando eu terminar, vou lhe dar uma carinha triste no placar.

– Mas, mãe...

– Um.

– Mãe, só mais um pouquinho.

– Dois.

– Mãe... o.k., está bem!

E lá se vai ela pisando duro.

Se a criança obedecer antes do fim da contagem, ótimo. Se não, cumpra sua palavra. Aplique a punição todas as vezes que você chegar ao três. A contagem só funciona se a criança souber que haverá consequências. Se estiver certa disso, obedecerá quando você disser dois.

Mais uma vez, o segredo está em uma entonação calma e segura.

A vantagem do 1-2-3 é que ele oferece aos pequenos um período de tempo definido no qual faz uma escolha quanto à tarefa (normalmente cerca de três a cinco segundos) e estabelece um limite claro que ajuda na motivação.

O FORNO DE MICRO-ONDAS COMO FERRAMENTA DE MUDANÇA DE COMPORTAMENTO

O título acima pode sugerir algo desumano, mas não é nada do que você está pensando. Na verdade, esta é uma versão eletrônica do 1-2-3, que permite um pouco mais de tempo para completar uma tarefa mais demorada, como tomar o leite. Alguns fornos de micro-ondas têm um timer com campainha que avisa quando chegam ao zero – ou você pode usar qualquer tipo de timer. Isso proporciona uma alternativa fantástica ao método mais direto da contagem, pois tudo o que você precisa fazer é programar o timer e dizer à criança quanto tempo ela tem para cumprir a tarefa. Às vezes é bom fazer algum drama para aumentar a tensão ("Oh, não! Você só tem mais 60 segundos! ... 59, 58, 57...").

Na minha casa, tínhamos um problema na hora de os meninos se vestirem pela manhã. Alguns dias eles levavam uma eternidade, e nós caímos na armadilha das brigas. O problema é que você não pode ignorar certos comportamentos quando precisa cumprir horários. A campainha da escola não espera ninguém.

Resolvemos esse problema informando aos nossos mocinhos que eles tinham cinco minutos para se vestir, que estávamos programando o timer e que se a campainha soasse antes de eles terminarem haveria uma carinha triste no placar de cada um.

Melhora instantânea.

Não usamos essa técnica o tempo todo, senão se tornaria apenas mais uma forma de pressão, mas recorremos a ela quando existe a necessidade de um pouco mais de foco e não queremos começar uma briga.

O segredo é que as crianças precisam temer as consequências de ouvir a campainha antes de terminarem a tarefa. Mais uma vez, os adesivos são ótimos porque servem como moeda de troca. Você pode estabelecer outras consequências se não quiser recorrer ao placar.

A TÉCNICA DE DAR UM TEMPO: COMO FAZÊ-LA FUNCIONAR

No caso anterior, falamos sobre atenção direcionada, mas, como afirmei, existem coisas que você não pode ignorar – como agressões, grosserias e objetos quebrados de propósito. Quando esses comportamentos acontecem, você tem que agir de maneira firme e clara para que a criança não tenha dúvida de que esse tipo de coisa não será tolerada. É aí que entra a técnica de mandar a criança dar um tempo em um lugar isolado.

Já estou escutando os protestos: "Essa bobagem, não! Já tentamos e não funcionou. Estamos cansados dessa estratégia, queremos algo novo." De fato, vou propor uma coisa nova, mas será para crianças mais velhas (6, 7 anos ou mais) e no próximo capítulo. Em vez de ignorar a técnica de dar um tempo, vamos ver como você pode fazê-la funcionar.

O truque é que o impacto dessa medida é altamente individualizado, por isso a aplicação será diferente com cada criança. Sua tarefa é decidir como ajustar a técnica de modo que funcione com seus filhos.

O princípio que governa o uso eficaz do dar um tempo – e, na verdade, de qualquer castigo – é este: você deve usar uma consequência que faça sentido, e a punição deve ser aplicada de modo consistente.

Nos últimos anos, desenvolveu-se uma visão politicamente correta de que essa técnica não é uma punição, mas uma oportunidade que se dá à criança de se acalmar e pensar no que fez.

Sei.

Quando meu mais velho estava com 4 anos, mandei-o dar um tempo no canto e disse (contrariando todas as regras):

– Muito bem, agora você vai se sentar aí e pensar sobre como deve se comportar quando sair do castigo.

Ele me olhou com frieza e retrucou:

– Pai, eu não vou pensar em nada.

Eu tive um ataque de riso, o que também contrariou todas as regras.

Dar um tempo é uma punição, e funciona melhor se for assim. Com isso, quero dizer que se trata de uma reação aplicada a um comportamento, para que a criança reflita e decida que simplesmente não vale a pena repeti-lo.

Muito simples.

As próprias palavras *punição* e *castigo* saíram de moda nesses tempos politicamente corretos. Aparentemente, devemos falar apenas em consequências, porque elas são positivas e simpáticas. Que enorme besteira!

Não me entenda mal – não tenho nada contra a palavra *consequência*, nem contra sermos positivos e simpáticos com nossos filhos. Em geral, ser positivo e simpático é muito bom, mas também não tenho nada contra os castigos. Considero *punição* uma ótima palavra e um excelente conceito.

Para que funcione, dar um tempo tem que ser algo de que a criança não goste. Tem que ser uma punição. É claro que ela pode se acalmar, é claro que pode pensar se quiser, mas o que você quer é que ela pare de fazer o que está fazendo. Por isso é tão importante que a consequência aplicada faça sentido para a criança. Dar um tempo não funciona porque seu filho aproveita o castigo para pensar – crianças não são dadas a grandes reflexões –, mas porque ele odeia ter que ficar parado sozinho num canto e vai fazer qualquer coisa para evitar isso, até mesmo se comportar bem.

Isso não significa que você precise ser cruel e colocá-lo em uma caixa cheia de aranhas embaixo da cama, mas deve se certificar de que ele não vai se divertir enquanto estiver dando um tempo.

O outro ponto-chave é que essa medida deve ser aplicada consistentemente. Isso implica primeiro decidir quais comportamentos justificam ter que dar um tempo e, a partir de então, agir sem hesitação sempre que eles acontecerem. A criança deve entender claramente que todas as vezes em que se comportar daquela forma, vai ter que dar um tempo.

Todas as vezes.

Existem diversas opções de locais para se dar um tempo, cada uma com seus prós e contras.

Dar um tempo numa cadeira ou num canto

Eu não sou muito fã de mandar as crianças se sentarem num canto ou numa cadeira. Pode dar muito trabalho se elas ficarem se levantando e você tiver que colocá-las de volta no lugar o tempo todo. Por outro lado, algumas crianças acham insuportável ter que ficar sentadas em uma peça com outras pessoas sem poder participar das coisas, então pode funcionar muito bem com elas. Você só precisa ter cuidado para não interagir de modo algum enquanto elas estiverem de castigo.

Dar um tempo na "cadeia de sofás"

Quando os meninos eram pequenos, usávamos dois sofás encostados em ângulo reto no canto da sala para construir uma "cadeia" quando eles precisavam dar um tempo. Funcionava muito bem, porque não tínhamos que parar tudo para colocá-los de volta no canto e podíamos ignorá-los e continuar na mesma peça. O problema é que as crianças crescem e aprendem a escalar o sofá. A expressão de triunfo em seus rostinhos na primeira vez em que escapam de uma cadeia de sofás é inesquecível.

Dar um tempo no quarto

Isso pode funcionar bem para algumas crianças, mas não para outras. Se o fato de não poderem interagir com você é o que elas mais odeiam, ótimo. Se ficarem felizes brincando sozinhas, perde-se o efeito.

Dar um tempo num lugar sem graça

Lavabos, banheiros e áreas de serviço se prestam bem a isso. O bom é que não há nada para fazer nesses lugares, de modo que o tédio passa a ser a punição. Apenas não se esqueça do óbvio: certifique-se de que tudo o que for quebrável ou ingerível esteja guardado em armários trancados. Mais uma dica: se os mandar dar um tempo no banheiro, remova o rolo de papel higiênico primeiro.

IIIIII **Dar um tempo na África**
Funciona muito bem, mas pode sair caro. É difícil fazer crianças entrarem no avião sozinhas, elas não gostam de tomar as vacinas obrigatórias e também existe o risco de serem devoradas por animais selvagens. Use esta opção com cautela.

SEGREDOS PARA DAR UM TEMPO EFICAZ

IIIIII Use a regra peça - mande - aja, a contagem 1-2-3 ou o timer.

IIIIII Quando chegar o momento de agir, você deve agir imediata e firmemente. Não há mais nenhuma possibilidade de negociar ou conversar a essa altura.

IIIIII Você também deve ser o mais consistente possível. Se o pequeno souber que todas as vezes em que se comportar de determinada forma ele terá que dar um tempo, vai acabar parando.

IIIIII Diga em voz calma e normal à criança que ela vai dar um tempo. Não grite, não se zangue. Aja como um monge budista mandando um noviço dar um tempo.

IIIIII Não interaja com seu filho enquanto durar o castigo. A punição começa a partir do instante em que ele ultrapassar o limite estabelecido por você. O caminho até o local onde ele vai dar um tempo não é o momento para um sermão.

IIIIII Escolha o local mais eficaz para dar um tempo, levando em consideração as diferentes opções já discutidas.

IIIIII Enquanto a criança estiver dando um tempo, não deve haver comunicação entre vocês. Isso faz parte da punição. Nada de gritos por trás das portas e nada de sermões.

IIIIII A regra básica é um minuto para cada ano de idade da criança. Se as coisas estiverem especialmente difíceis e você também precisar de um tempo para organizar os pensamentos, aumente um pouco a duração do castigo se quiser. Também é possível aumentar o tempo se a criança ainda precisar se acalmar.

- Se optar por colocar seu filho em outra peça da casa, não perca tempo segurando a porta para ela não sair. Se necessário, mande consertar a fechadura ou vá a uma loja de ferragens e compre uma tranca. É necessário colocar certa distância entre vocês, senão ele ainda vai receber atenção e você vai continuar se irritando.
- Quando o tempo determinado acabar, a criança poderá sair. Se ela estiver batendo na porta, espere uma pausa e então abra e diga que o castigo acabou. Só deixe que ela saia quando tiver se acalmado. Se a birra continuar por mais um tempo, espere até haver uma pausa breve e então a deixe sair.
- Se a criança teve que dar um tempo por desobediência, repita educadamente sua ordem. Se ela se recusar outra vez a executar a tarefa, deve voltar imediatamente para o castigo. Repita esse processo quantas vezes forem necessárias até ela entender e obedecer. Não ceda até ela fazer o que foi pedido. Acredite, ela vai ceder antes.
- Quando a criança sair do castigo, retome as atividades normais o mais rápido possível. Não dê sermão. A melhor coisa a fazer é procurar algo para elogiar assim que puder. O redirecionamento é muito útil nesse momento.

Basicamente, você precisa de um lugar tão tedioso e sem graça que estimule a criança a fazer qualquer coisa para não voltar lá. Para algumas, dar um tempo na mesma peça em que você está funciona perfeitamente; para outras, uma peça separada é melhor.

> SE A FAMÍLIA NÃO TEM UMA ROTINA, AS CRIANÇAS ACABAM FICANDO INQUIETAS E IRRITADIÇAS - E OS PAIS TAMBÉM.

Eu prefiro utilizar uma área separada porque isso também proporciona um descanso ao adulto. Não há nada mais cansativo do que ter que colocar a criança de volta no lugar constantemente: você também pode acabar se irritando cada vez mais. Se estiverem em peças separadas, vocês dois terão a chance de se acalmar.

A IMPORTÂNCIA DA ROTINA E DA AÇÃO

Crianças adoram a rotina – simplesmente adoram. Já expliquei que ela é um elemento importante em qualquer plano de mudança de comportamento, mas a necessidade de uma rotina não para por aí. As crianças precisam de estrutura no decorrer de todo o dia.

Se a família não tem um ritmo, uma rotina, as crianças acabam ficando inquietas e irritadiças – e os pais também.

Isso não significa que você precise de uma agenda detalhada para o dia inteiro, dividida em segmentos de seis minutos. Para ser franco, se eu acordasse todas as manhãs e a primeira coisa que visse fosse um negócio desses colado na porta da geladeira, daria um tiro na cabeça. Seria mais do que deprimente ter o dia inteiro planejado de um modo tão obsessivo.

Em vez disso, sugiro que você tenha uma rotina geral que seja fácil de lembrar, especialmente nos fins de semana, quando os dias podem parecer muito mais longos, como acordar e tomar o café-da-manhã, escovar os dentes, vestir-se e sair para fazer alguma coisa. Você não precisa de atividades que custem dinheiro – simplesmente caminhar até o parque pode ser um programão para as crianças. Se estiver chovendo, vá a um museu, ou tome um banho de chuva. Qualquer coisa – apenas vá para a rua e faça algo.

Crianças entediadas são crianças travessas.

Você pode não sentir vontade de sair em alguns dias, mas eu garanto que se fizer um esforço as crianças ficarão mais felizes e, por extensão, você também. Um filho inquieto encerrado em casa pode levar os pais mais tranquilos à loucura em pouco tempo. Isso não quer dizer que você precise se transformar em uma recreacionista hiperativa e planejar cada segundo do dia. As crianças também precisam aprender a se distraírem sozinhas. Mas é bom planejar pelo menos algumas atividades a cada dia.

> CRIANÇAS ENTEDIADAS SÃO CRIANÇAS TRAVESSAS.

Elabore uma rotina básica.

Levante do sofá e faça alguma coisa.

CONSERTANDO GEORGE

O problema do pequeno George era ser grosseiro, desrespeitoso e desobediente. George era um menino carente de limites e orientação e precisava de um pouco de motivação para se comportar melhor.

O primeiro passo foi deixar muito claro quais comportamentos eram inaceitáveis e organizá-los em níveis, desde os menos graves, que podiam ser ignorados, até os mais sérios, que demandavam uma intervenção mais firme. Nesse caso, Adele decidiu que podia ignorar o mau-humor, algumas respostas atravessadas e os ataques de birra. Os comportamentos que ela não podia ignorar eram a desobediência, a grosseria e as agressões físicas. Por outro lado, os comportamentos que ela queria estimular eram ajudar em tarefas da casa, obedecer a ordens e brincar com a irmãzinha de modo gentil e adequado.

Para esse fim, usamos as ferramentas que apresentei anteriormente. Adele montou um placar para ajudar a estruturar o dia, começou a usar a atenção direcionada e elegeu a área de serviço como local para dar um tempo quando as birras passassem dos limites ou George agredisse alguém.

Eu disse a Adele que se preparasse para ver as coisas piorarem antes de melhorarem. George era teimoso como uma mula, e não havia dúvida de que testaria esses novos limites com todas as suas forças. É muito comum que o mau comportamento se agrave quando um novo plano é posto em prática. Mais uma vez, isso é absolutamente natural, e se trata simplesmente do modo de a criança descobrir onde estão as cercas. Ela empurra com força total para ver se consegue derrubá-las, e, se elas não caem, a criança então relaxa e explora o terreno delimitado.

– Acima de tudo – eu disse a Adele –, você deve decretar que, de agora em diante, não vai mais aceitar o mau comportamento. Não vai tolerar grosseria nem desrespeito. Tampouco vai negociar: vai pedir uma vez, com educação, depois vai mandar com firmeza e depois vai agir.

Adele assentiu.

– Não se preocupe – disse. – Agora eu entendi.

E, de fato, entendera.

Eu nunca deixo de me surpreender com a rapidez com que as crianças mudam quando sentem que há uma estrutura em volta delas.

Dentro de três dias George era outra criança. Houve algumas dificuldades iniciais, mas não muitas. Ele teve que dar um tempo algumas vezes nos primeiros dois dias, principalmente por bater na irmã e faltar com o respeito à mãe. Também ganhou alguns X e carinhas tristes no placar, mas no terceiro dia acordou e decidiu entrar no jogo.

– Ele parecia um anjo – disse Adele. – Passou o tempo inteiro me perguntando quando ia ganhar o próximo adesivo e no fim do dia, quando ganhou a primeira fita – Adele usou fitinhas com as cores do arco-íris como vales –, ficou tão orgulhoso que eu quase chorei.

– Maravilhoso – eu disse. – Meus parabéns!

– E a tal atenção direcionada também foi ótima – disse ela. – Não sei como nunca me ocorreu que prestar tanta atenção ao mau comportamento era um tiro no pé.

– E você parou de negociar?

– Parei. Completamente. De vez em quando nós fazemos um acordo sobre alguma coisa, mas eu sempre tomo cuidado para que seja realmente um meio-termo e para que eu não seja a única a ceder.

– Muito sensato. Nem tudo precisa ser uma batalha.

– Eu sei.

– Então a família está mais feliz?

– Muito mais. Agora somos muito mais carinhosos uns com os outros, e eu tenho a sensação de que 90% do estresse da casa foi eliminado.

Eu disse a Adele que aquilo era fantástico, e era mesmo.

Não paramos por aí. Algum tempo depois, conversei com Adele sobre como ela poderia ajudar George a lidar com a questão do abandono pelo pai. A essa altura as coisas já estavam bem melhores. Com o comportamento problemático sob controle, mãe e filho estavam tendo mais chances de desenvolver seu relacionamento, e Adele podia se dedicar a fazer George se sentir seguro e confiante porque não estava mais gritando com ele o tempo todo. Pelo que sei, a família continua muito bem – o que só prova que uma boa mãe pode compensar um pai sem-vergonha sem grandes problemas.

Ou vice-versa, aliás.

ESQUEMA DE MANEJO DE COMPORTAMENTO: USO DE PLACARES E "DAR UM TEMPO"

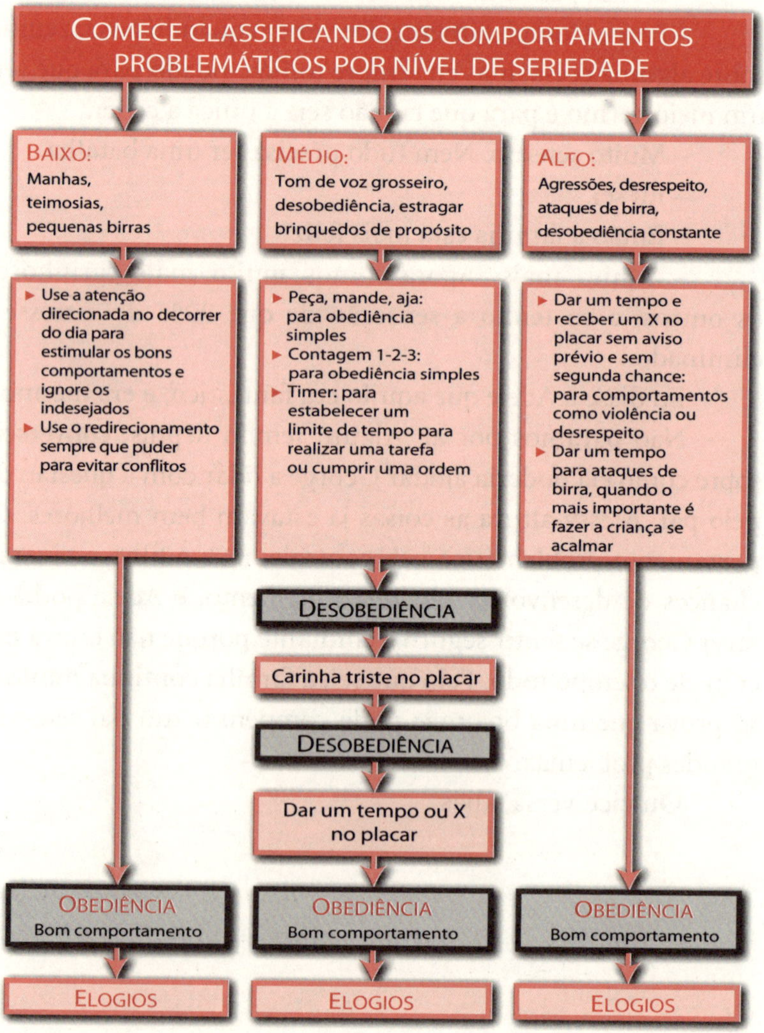

CAPÍTULO 14

A ESCADA DO COMPORTAMENTO

Caso 10	
Família	Jack (46), Jill (44), Oliver (10), Jamie (8), Samuel (6) e Georgia (4).
Problema apresentado	Os pais têm extrema dificuldade em controlar o comportamento dos filhos. Jill diz que a casa "parece um hospício" e que ninguém escuta ninguém. A família só se comunica através de brigas e gritos. As coisas estão saindo fora de controle.
Observações	A família parece uma bomba prestes a explodir

Quando eu era criança, a punição que mais odiava era ser mandado para a cama cedo. Tenho uma lembrança muito clara de estar deitado em meu quarto certa noite – eu devia ter 8 ou 9 anos – depois de ter sido posto de castigo. Não lembro o que tinha feito, mas recordo perfeitamente o sentimento de que aquela era a pior coisa do mundo, a mais frustrante.

Anos mais tarde, atendi uma família cujos pais me explicaram que a técnica de dar um tempo nunca havia funcionado com eles e que não pretendiam tentar usá-la outra vez. Eu me esforcei para convencê-los, mas eles não quiseram nem saber. Reclinei-me na cadeira por um instante, sem saber o que fazer, e pensei na minha infância, tentando recordar quais os castigos que eu mais detestava. Foi aí que me lembrei daquela noite, de como foi horrível ter que ficar deitado na cama completamente desperto.

E nesse momento me veio a inspiração para a *escada do comportamento*.

Já faz quinze anos que uso essa técnica com todo tipo de família e todo tipo de criança, e, modéstia à parte, é simplesmente brilhante. É muito fácil de prepará-la e pô-la em prática, e ela é capaz de mudar o clima de uma casa da noite para o dia. Os resultados são rápidos e duradouros.

Parece bom demais para ser verdade? Então continue lendo.

Jack e Jill viviam em uma zona de guerra. Seus olhos tinham aquela expressão das pessoas que não vivem no mundo normal. Às vezes, isso está na cara. E não eram só os dois: as crianças também. A tensão era enorme, como se todos estivessem permanentemente cercados por fios desencapados. Por sorte, a pequena Georgia parecia imune ao clima familiar, mas os três meninos tinham o rosto sombrio e hostil. O mau humor exalava deles em nuvens de vapor sulfuroso. A família parecia prestes a explodir.

Senti até um pouco de medo de começar com as perguntas, mas quem não arrisca não petisca, portanto optei por um ataque frontal:

– Vocês parecem um bando de bananas de dinamite vestidas de gente – eu disse aos meninos.

Os dois mais jovens riram, mas Oliver me fuzilou com um olhar de puro desprezo. Sua expressão dizia que ele não pretendia se deixar envolver por um truque barato como aquele. Ele acabara de me conhecer, mas com certeza se sentia no direito de ser extremamente grosseiro comigo. Isso me dizia algo a respeito do mundo em que ele vivia.

– Você treina isso em casa? – perguntei a ele.

– O quê? – ele perguntou, desta vez franzindo os lábios num muxoxo de repulsa.

"Está bem, mocinho", pensei com meus botões, "já vi que você vai me dar algum trabalho."

– Essa sua boca torta, essa cara de... – fiz uma pausa e o imitei de um jeito exagerado e teatral –, você fez isso de propósito ou o seu rosto é assim mesmo?

Jamie riu.

– Cale a boca, seu bobo – Oliver descarregou sua raiva no irmão.

– Oliver – disse Jack, embora em tom um pouco hesitante –, não fale desse jeito com o seu irmão.

– Então diga pra ele não ser tão bobo.

– Oliver – apartou Jill –, já *chega*.

Ele murmurou alguma coisa que me soou como um "cale a boca".

– O que você disse? – perguntei.

Ele me olhou com uma expressão desafiadora – e lembre-se de que tudo isso aconteceu em menos de um minuto.

– O que é que foi?

– Você mandou a sua mãe calar a boca?

– E daí?

Inclinei-me para a frente e disse em uma voz um pouco mais grave:

– Sabe, Oliver, nós acabamos de nos conhecer e eu já acho que você é um menino muito malcriado, o que não é um grande problema para mim, pois estou acostumado com crianças malcriadas. Tenho certeza de que com o passar do tempo nós vamos nos conhecer melhor e eu vou entender por que você age assim. Por isso, vou desculpar a sua grosseria por enquanto. Não para sempre, só por enquanto. Mas, dentro do meu consultório, ninguém, ninguém mesmo, fala desse jeito com a própria mãe. Então ou você pede desculpas a ela, ou vai ter que sair e ficar sozinho na sala de espera.

Encarei-o, esperando sua reação. Em momentos assim, você se compromete a ir até o fim. Eu e Oliver estávamos medindo forças, e só havia um resultado possível.

– Eu não vou sair daqui – disse ele, embora parecesse um pouco perturbado.

Sorri:

– Oliver, ou você pede desculpas para a sua mãe, ou nós dois vamos ter um problema.

De certa forma eu estava me arriscando muito, porque, se ele se recusasse a obedecer, eu não poderia pegá-lo no colo e retirá-lo da sala, por mais que quisesse. Mas eu precisava comunicar a Oliver que algo iria acontecer. Se você acreditar nisso, eles também acreditarão.

Ele se virou para a mãe e murmurou de má vontade:

– Desculpe.

Muito bem.

– Certo – eu disse. – Isso faz parte do problema?

Jill assentiu.

– Acontece o tempo todo.

– Ele fala assim com você normalmente?

Ela assentiu.

– Até pior.

– Como vocês lidam com isso em casa? – perguntei.

– Aos gritos – disse Jack. – Nós gritamos muito.

Ele estava sendo modesto. Eles não faziam outra coisa senão gritar. A situação tinha começado a sair de controle. As crianças não obedeciam, brigavam constantemente e eram grosseiras com os pais. Jill tinha de aguentar muito mais, porque ficava mais em casa, mas Jack também escutava poucas e boas.

– Parece que o Oliver nos detesta – disse Jack. – Não sei por quê.

Oliver revirou os olhos e se remexeu na cadeira, mas pelo jeito tinha aprendido a não murmurar bobagens entre os dentes na minha frente.

– Já tentamos de tudo – disse Jill. – Usamos castigos como dar um tempo ou tirar coisas de que ele gosta, remover privilégios, tudo. Parece que nada faz diferença para ele.

– E quanto aos outros? – perguntei.

Jill suspirou.

– Agora eles também estão começando a pegar os maus hábitos do Oliver.

As outras crianças também eram desrespeitosas e desobedientes, sendo que Georgia provavelmente era a melhor do grupo, embora tivesse apenas 4 anos. Ela iria seguir o caminho dos irmãos muito em breve se algo não mudasse. Oliver parecia levar a maior parte da culpa pela situação, mas achei que isso não era de todo justo. O pior de tudo era que ele e os pais estavam caindo em um padrão de conflitos muito sério às portas da adolescência. Isso era péssimo. O garoto precisaria dos pais nos próximos anos da sua vida, e aquele círculo vicioso precisava ser quebrado o mais rápido possível.

Investiguei um pouco mais e descobri que cada uma das crianças tinha uma televisão no quarto e que os dois meninos mais velhos tinham seus próprios PlayStations.

– A que horas vocês chegam da escola? – perguntei a eles.

A resposta foi "por volta das 15h30".

– E a que horas costumam dormir?

Os horários variavam de 19 horas, para os menores, até 20h30, para Oliver.

– Muito bem, agora preciso que saiam para que eu possa falar sobre vocês com a sua mãe e seu pai.

Eles se foram sem reclamar, até mesmo Oliver.

– Vocês dois parecem exaustos – eu disse depois que as crianças tinham saído.

– E estamos – disse Jack. – Nossa casa é um lugar horrível, para nós e para as crianças. Só o que fazemos é gritar com elas.

– Nós realmente precisamos de ajuda – disse Jill.

– Muito bem então – eu disse. – Se eu dissesse que podemos melhorar a situação em quarenta e oito horas, no máximo em setenta e duas, vocês estariam interessados?

Ambos me fitaram incrédulos, mas desejando desesperadamente acreditar no que acabavam de ouvir.

– Como? – perguntou Jack.

– Vocês precisam de uma folha de papel, um ímã de geladeira, um timer e cerca de vinte minutos.

Os dois arregalaram os olhos.

– Vou falar para vocês sobre a escada do comportamento.

Onde o problema começou

Jack e Jill estavam presos a um padrão muito comum. As dificuldades comportamentais tinham deixado todos tão irritados que as interações familiares quase sempre terminavam em brigas. O casal estava tão farto do comportamento dos filhos que recorria a gritos como estratégia principal. As crianças, por sua vez, reagiam ao descontrole dos pais sendo ainda mais desobedientes. A situação se encaminhava para o caos: o comportamento das crianças incomodava os pais, que brigavam com elas, e, como os pais brigavam o tempo todo, os filhos acabavam ainda mais agitados, de modo que se comportavam pior, o que só exasperava mais os pais.

Jack e Jill precisavam achar um meio de impor disciplina aos filhos sem gritos, brigas e estresse. Se alguma coisa não mudasse, não duvido que a família acabasse implodindo.

COMO FUNCIONA A ESCADA DO COMPORTAMENTO

Em primeiro lugar, vou explicar como a escada funciona. Em seguida mostrarei por que ela funciona. Obviamente, o único pré-requisito é que as crianças tenham idade suficiente para compreender o conceito de tempo. Em geral, a técnica não funciona com crianças menores de 6 anos. Mesmo que seus filhos sejam maiores, é bom ter certeza de que eles realmente entendem a noção da progressão das horas.

- Desenhe uma escada simples em uma folha de papel, conforme o modelo abaixo. A escada começa na hora de dormir habitual da criança e decresce em degraus de meia hora até o horário em que ela chega em casa da escola. Para crianças menores, você pode usar degraus de dez ou quinze minutos.

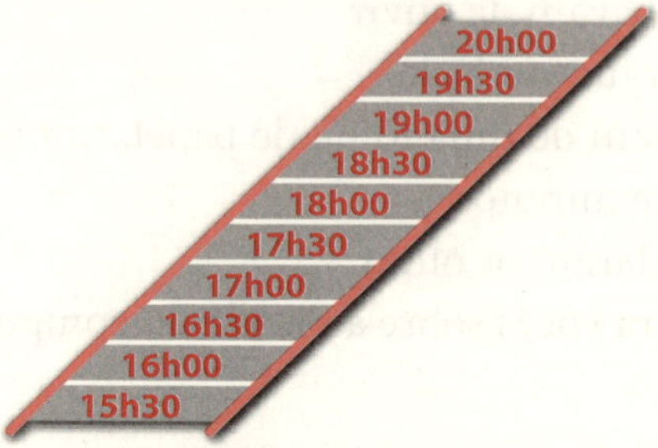

- Grude a escada na porta da geladeira, para que todos a vejam.
- Grude um ímã de geladeira no último degrau da escada, para indicar o horário em que a criança deverá ir para a cama. Cada criança deve ter seu próprio ímã diferenciado.
- O dia começa com os ímãs no topo da escada – 20h em nosso modelo.
- Se houver mau comportamento, o ímã descerá um degrau. Se o mau comportamento não parar em determinado limite de tempo (geralmente a contagem 1-2-3), desça mais um degrau.
- Da mesma forma, se você pedir que a criança realize uma tarefa dentro de certo período de tempo (que pode ser medido com o timer) e ela não lhe obedecer, o ímã descerá um degrau.

- O ímã continua a descer até a tarefa ser realizada ou até que tenha transcorrido todo o tempo do timer, quando então a criança deverá ir para a cama. Se o ímã chegar ao degrau das 15h30 e forem 15h30, não haverá mais conversa: cama!

O próximo passo é muito importante

- Se o imã da criança tiver descido alguns degraus, ela poderá fazê-lo voltar a subir a escada realizando uma *tarefa compensatória* (ver abaixo).
- Dias de comportamento excelente – quando o ímã não tiver descido nenhum degrau – devem ser recompensados com prêmios, e o mesmo vale para semanas de bom comportamento. Determine um número sensato de dias de bom comportamento para premiar seu filho (lembre-se: o número deve ser significativo, porém alcançável). Você pode começar com dois dias e aumentar gradualmente à medida que o comportamento melhora. Dessa forma, a escada também funciona como um placar.

Tarefas compensatórias

As tarefas compensatórias têm importância fundamental para o funcionamento da escada. Elas são o veículo para interromper os ciclos negativos. O objetivo de uma tarefa compensatória é estimular na criança o comportamento positivo. Alguns exemplos desse tipo de tarefa são:

- Varrer o pátio
- Guardar a louça da máquina/do escorredor
- Pendurar as roupas lavadas no varal
- Arrumar o quarto
- Passar aspirador na sala
- Fazer algo de bom para o irmão mais novo, em quem a criança acabou de bater

É importante que a criança possa escolher a tarefa compensatória que quer realizar, pois isso aumenta a chance de obediência. Sugiro que os pais tenham à mão uma caixinha com cartões, cada um deles descrevendo uma tarefa e os passos para sua realização. Veja um exemplo:

GUARDAR A LOUÇA DA MÁQUINA
1. Tirar com cuidado cada prato da máquina.
2. Verificar se está seco.
3. Guardar todos no lugar certo.
4. Fechar a tampa da máquina.
5. Secar o balcão.

Pode parecer um pouco redundante, pelo menos vocês saberão se a tarefa foi realmente concluída ou não. Com o cartão, tudo o que você precisa fazer é ler em voz alta os passos descritos e verificar o que seu filho fez; a resposta será clara. Se o balcão ainda estiver molhado, simplesmente diga: "Está ótimo, mas você se esqueceu do passo 5. Avise quando tiver terminado, e aí vamos fazer o ímã subir um degrau."

Obviamente, algumas tarefas são mais complexas ou trabalhosas do que outras, e você pode determinar, por exemplo, que arrumar o quarto vale dois degraus (uma hora), mas que varrer a garagem faz o ímã subir apenas um degrau (meia hora). Isso também vai depender da idade da criança.

Quando seu filho concluir uma tarefa compensatória, encha-o de elogios e faça o que for possível para que ele sinta que tomou a decisão correta ao parar de fazer birra e resolver colaborar com a família.

"SIM, MAS MEUS FILHOS NÃO VÃO PARA A CAMA CEDO, NEM MESMO SE EU MANDAR"

Esse é o "sim, mas" mais comum que escuto quando falo aos pais sobre a escada do comportamento. Alguns deles – especialmente nos casos em que já houve muitas brigas e gritos – têm medo de tentar essa técnica, pois acham que os filhos não lhes obedecerão. E, o que é pior, alguns estão convencidos de que não serão capazes de fazer os filhos ir para a cama quando assim o determinarem.

Se é assim que você se sente, então esta é a melhor ferramenta à sua disposição, pois você precisa recuperar o controle da situação. Seus filhos estão no comando no momento, eles estão sentados na cadeira do diretor. Você não pode deixar que decidam quando vão lhe obedecer. Essa é a receita para um desastre. A situação só vai piorar se você não tomar medidas para recuperar o controle já.

Existe apenas uma abordagem possível nesse ponto: abrace integralmente a ideia de que é você quem decide o que os seus filhos vão fazer. Se disser que eles devem ir para a cama neste instante, então, mesmo que o mundo acabe, eles irão para a cama neste instante. Se for preciso, você vai pegar a criança no colo, carregá-la para o quarto e ficar sentado na frente da porta a noite inteira. Não há outra opção além da obediência. Se o ímã indicar que é hora de ir para a cama, então você dá a ordem e eles obedecem. Obviamente, nenhuma criança vai ficar realmente na cama desde as 15h30, mas ela pode ficar de pijama e dentro do quarto. Pode jantar, mas no quarto.

> Quando seu filho concluir uma tarefa compensatória, faça o possível para que ele sinta que tomou a decisão correta.

Se o seu filho estivesse prestes a mergulhar em um tanque cheio de tubarões, você seria capaz de impedi-lo? Acredito que sim. Aqui é a mesma coisa. Você manda, ele obedece. Se não obedecer, você o obriga a fazer isso.

Se ele resistir, você poderá retirar do quarto as coisas de que ele gosta. De fato, poderá retirar tudo menos o colchão. E não devolva nenhum brinquedo até que ele demonstre cooperação.

"Já para a cama" significa *já para a cama.*

Você precisa ter em mente que seu filho não tem uma fonte independente de renda ou de transporte e não tem direito à propriedade. Ele só tem o que você lhe dá. Com determinação, você pode transformar a vida dessa pessoinha teimosa em um lugar desolado e sem graça. Seja firme, e ela vai compreender.

Ingredientes-chave para o sucesso

O fator crucial para determinar a velocidade com que a escada do comportamento vai funcionar é como você a aplica. O truque, neste caso – e é um truque muito fácil –, é agir como uma máquina. Não há negociação, discussão ou gritos. Na verdade, não deve haver qualquer emoção. Só a escada existe. A responsabilidade pelo bom comportamento é inteiramente da criança. Não é tarefa sua fazê-la se comportar – você só move o ímã para cima ou para baixo. Se ela decidir se comportar, ótimo. Se não, vai para a cama. Depois que as regras forem estabelecidas e a escada for posta em prática, seu único papel é mover o ímã. Acabaram-se os dias de brigas, advertências e discussões.

A inevitabilidade é a chave. Se até agora você vinha permitindo se enredar em negociações e discussões sobre comportamento, simplesmente pare. Distancie-se e apenas aplique essa ferramenta.

Peça para seu filho parar de berrar. Se ele continuar, mande-o parar. Se ainda assim ela continuar, desça o ímã um degrau.

É fácil.

Se acriança começar a reclamar que aquilo não é justo, simplesmente diga que, se ela não parar de discutir até você contar até três, o ímã vai descer mais um degrau.

Daí você conta: "Um, dois, três."

Se ela não parar, mova o ímã para baixo e conte outra vez.

Sem discussão, sem negociação.

Se determinar um tempo para uma tarefa, programe o timer e esqueça. Não discuta, não relembre a tarefa nem faça ameaças. Quando soar a campainha, desça o ímã um degrau e programe o timer outra vez, mas agora para um intervalo menor. Se a criança vier choramingar para você que isso não é justo, simplesmente diga: "Não discuta comigo, fale com o timer." E volte a ler o jornal, ignorando o choro e os protestos até ouvir a campainha. Aí você desce o ímã mais um degrau e programa o timer mais uma vez.

> VOCÊ NÃO PODE DEIXAR QUE SEUS FILHOS DECIDAM QUANDO VÃO LHE OBEDECER.

Se as crianças absorverem a ideia de que não têm para quem se queixar nem como parar o ímã, elas vão ceder e vão obedecer. Se você estiver preparado para mandar seus filhos para a cama às 15 horas pelo resto da vida, garanto que não terá que fazer isso mais do que duas ou três vezes. As crianças mais teimosas com que trabalhei nos últimos quinze anos não resistiram mais do que quatro dias quando essa ferramenta foi aplicada de modo consistente.

Por que a escada funciona?

Existem várias razões pelas quais uma técnica tão simples é tão eficiente em reduzir o estresse nas famílias:

- Ela acalma os ânimos
- Ela ensina responsabilidade
- Ela ensina as crianças a administrarem as próprias emoções
- Ela aumenta radicalmente as chances de se retomar um ciclo positivo

Em primeiro lugar, a escada permite que os pais se distanciem das emoções negativas e recuperem a calma. As brigas e os gritos cessam, não é mais preciso mandar as crianças darem um tempo nem retirar seus brinquedos. Só existe um pequeno ímã que é movido silenciosamente para cima ou para baixo. Quanto mais calmos e no controle da situação os pais se sentirem, melhor poderão resolver os conflitos.

A escada também coloca a responsabilidade pelo comportamento inteiramente nas mãos da criança. Não há ninguém com quem discutir ou brigar, ninguém em quem bater. Ou ela decide se acalmar, ou não. Qualquer que seja a sua escolha, haverá consequências inevitáveis.

A escada também ensina as crianças a administrarem suas emoções. A capacidade de acalmar a si próprio é um aprendizado importante para os pequenos. As crianças precisam ser capazes de se aquietar e pensar sobre aonde seu comportamento as está levando. A escada auxilia nisso porque o único modo de interromper um ciclo negativo é aprender a se tranquilizar e fazer boas escolhas. Se elas optarem pelo caminho oposto, terão tempo de sobra para refletir sobre as próprias decisões quando estiverem na cama no meio da tarde.

> As crianças precisam ser capazes de se aquietar e pensar sobre aonde seu comportamento as está levando.

Por fim, a escada proporciona uma motivação clara para que as crianças retomem um ciclo positivo por meio das tarefas compensatórias. Você não precisa mandá-las realizar uma dessas tarefas – elas farão algo se assim escolherem e também poderão decidir o que fazer. Se não quiserem realizar uma tarefa compensatória, a decisão será delas, mas também não terão como fazer o ímã subir a escada. Você não pode obrigar uma criança a colaborar por livre e espontânea vontade, mas pode arranjar as coisas de modo a aumentar as chances de que isso ocorra.

Consertando Oliver, Jamie, Samuel e Georgia

Recostei-me na cadeira depois de explicar o funcionamento da escada do comportamento e perguntei a Jack e Jill o que tinham achado.

– Gostei – disse Jill.

Jack assentiu.

– Eu também. Parece ótimo.

– Excelente – disse eu. – Então agora vocês devem ir para casa e desenhar a escada. Depois, sentem com as crianças e expliquem como as coisas vão ser. E partam para a prática.

– O.k. – disse Jill. – Vamos fazer isso.

– Mas lembrem que vocês têm que agir como máquinas. Determinem as condições e a partir daí se limitem a mover os ímãs. Nada de gritos, discussões ou brigas. Simplesmente deem uma ordem e deixem a escada tomar conta do resto.

Jack sorriu.

– Oliver vai ter que ir cedo para a cama até os 20 anos.

– Se vocês estiverem preparados para cumprir essas recomendações até ele chegar aos 20, aposto que só terão que mandar o menino cedo para o quarto no máximo duas vezes.

Na verdade, Oliver era mais inteligente do que eu pensava. Seu irmão Jamie acabou se revelando o mais teimoso de todos. Oliver foi para a cama uma hora mais cedo na primeira noite; Jamie estava no quarto às 17 horas. Na noite seguinte, Oliver foi para a cama apenas meia hora mais cedo, enquanto Jamie foi às 16h30. Ao longo da semana, Oliver e o irmão mais novo, Samuel, comportaram-se bem. Jamie, de 8 anos, demorou um pouco mais, mas também chegou lá. Dentro de sete dias os três meninos estavam ganhando prêmios especiais pelas vezes em que o ímã não se mexera. Oliver e Jamie, às vezes, tinham pequenas recaídas, mas nada de mais.

A pequena Georgia era jovem demais para a escada, então Jack e Jill usaram uma combinação de atenção direcionada, distração e placares, o que funcionou muito bem. Nem preciso dizer que também empregaram a atenção direcionada e a distração com as outras crianças.

Atendi a família outra vez duas semanas mais tarde, e eles eram outras pessoas. A tensão parecia ter abandonado seus rostos, e todos aparentavam muito menos estresse. Oliver até me deu um sorriso meio relutante quando entrou. Eu gostava dele – era um menino bacana. Mal-humorado, mas, sem dúvida alguma, bacana.

– É um milagre – disse Jill. – Tudo melhorou muito! Nós não brigamos nem gritamos mais. Nossa casa agora é um lugar muito legal, não é verdade, Oliver?

Ele deu de ombros, mas sem aquela agressividade de antes.

Tivemos mais duas sessões, nas quais nos concentramos no funcionamento da família como um todo. Em particular, eu queria ter certeza de que Jack e Jill adquirissem as habilidades necessárias para continuar a construir um bom relacionamento com os filhos (usando as ferramentas que descrevi no capítulo *Por dentro da cabeça dos pequenos*) e curar algumas feridas emocionais do passado.

O melhor de tudo é que agora que eles não estavam mais brigando o tempo todo, e conseguiam se divertir uns na companhia dos outros. Jack e Jill também podiam se dedicar a conversar com as crianças e a fazer todas aquelas coisas que as tornam mais felizes.

E quem não gosta de ver crianças felizes?

A ESCADA DO COMPORTAMENTO

Se a sua convivência familiar for marcada por muitas brigas e emoções negativas, use a escada do comportamento. É uma forma eficaz de reduzir o estresse e incentivar a obediência.

- Como sempre, seja claro sobre quais comportamentos são desejados e quais não são.
- Lembre-se de que a inevitabilidade e o distanciamento emocional são a chave.
- Os dias se iniciam com o ímã no topo da escada.
- Peça, mande, aja; use a contagem 1-2-3 ou um timer.
- A criança perde meia hora por desobediência ou comportamentos menos graves e uma hora por comportamentos mais sérios, como agressões e desrespeito.
- Não negocie, não discuta, não grite. Seja um robô. Avise, espere e então mova o ímã.
- Se as crianças argumentarem ou reclamarem excessivamente, conte até três e mova o ímã.
- Quando a escada indicar que é hora de ir para a cama, então será hora de ir para a cama.
- Dê às crianças a oportunidade de realizar tarefas compensatórias para fazer subir o ímã, usando o sistema de cartões descrito anteriormente.
- Premie com presentes ou privilégios especiais um determinado número de dias em que o ímã não se mover ou descer apenas um degrau.

PARTE 7

Segurança

No decorrer da minha carreira, conheci algumas pessoas muito interessantes e singulares – algumas boas, outras nem tanto. Algumas delas estavam presas quando nos conhecemos, quase sempre por terem agido mal contra outras pessoas e muitas vezes por terem agido mal contra crianças.

Todos nos preocupamos com nossos filhos. O medo faz parte do pacote. O truque é nos mantermos informados a respeito dos riscos, mas não ficarmos paranoicos. Você não quer ter que vigiar seus filhos como um espião onde quer que eles andem, mas também não pode ser ingênuo e ignorar perigos. Um meio-termo realista geralmente é o melhor.

No capítulo a seguir vou falar sobre o que podemos fazer para zelar pela segurança das crianças. São coisas que faço com os meus meninos, frutos de muitos anos de experiência trabalhando tanto com criminosos quanto com vítimas.

Não pretendo esgotar o assunto, pois com isso iria esgotar também sua paciência. Preocupar-se com cada mínimo detalhe relativo à segurança é o primeiro passo para se deixar dominar pela paranoia. Vou abordar apenas alguns aspectos gerais que devem receber atenção.

Portanto, leia este capítulo – mas não se impressione demais, o.k.?

CAPÍTULO 15

COMO MANTER SEUS FILHOS SEGUROS

Incluí esse tema em meu livro *Into the Darklands: Unveiling the Predators Among Us**, sobre os anos que passei trabalhando com todo o tipo de criminosos, incluindo os que tinham cometido crimes de natureza sexual. Dado o interesse despertado por esse capítulo específico, achei que seria útil expandi-lo um pouco mais neste livro.

Todos os pais se preocupam com os filhos – é parte integrante da nossa tarefa. Minha intenção não é fazer ninguém se preocupar ainda mais, por isso esteja certo de que o mundo é, de modo geral, um lugar seguro e de que a maioria das pessoas é boa.

De fato, se alguém tem motivos para ser paranoico, esse alguém sou eu. Passei dezesseis anos trabalhando com pessoas que abusaram de crianças e com suas vítimas. Já vi tudo o que pode acontecer de ruim com os pequenos e conversei com os homens maus que fazem essas coisas. O bicho-papão não é apenas um personagem imaginário para mim. Conheço seus muitos nomes, endereços e até seu cheiro.

Portanto, se alguém neste mundo tem justificativa para ser paranoico e superprotetor, esse alguém sou eu. Mas não sou assim. Deixo meus filhos no portão da escola todas as manhãs sem drama. Eles brincam na casa dos amigos, e o mais velho vai começar a treinar futebol no ano que vem, além de outras atividades. O professor do meu caçula na pré-escola é – horror dos horrores! – um homem. Levo os dois meninos à praça e,

* N.T.: Título ainda não traduzido para o português. Tradução livre: Na escuridão: revelando os predadores entre nós.

apesar de tentar, nunca consigo ficar de olho em ambos o tempo todo. Às vezes, quando estamos caminhando na praia no sábado de manhã, eles até conversam com homens estranhos que passeiam com seus cachorros mais estranhos ainda.

Nos dias de obsessão por segurança, é fácil nos deixarmos contaminar pela paranoia a ponto de sufocarmos nossos filhos. Em casa, uso protetores de tomadas, mas cada vez que olho para um deles me sinto enganado. De alguma forma, meus pais conseguiram criar quatro filhos sem cobrir tomada alguma da casa. Além disso, quando você está com pressa para ligar o aspirador de pó, essas tampinhas plásticas adquirem vida própria e se recusam a se desencaixar.

Então não se preocupe excessivamente, porque na maioria das vezes tudo acaba bem. Para ajudá-lo nesse processo, vou lhe dar algumas dicas básicas – meu guia essencial, prático e não paranoico para a segurança dos seus filhos.

O RELACIONAMENTO É A CHAVE

No capítulo sobre como conversar com as crianças, apresentei algumas dicas básicas para tornar mais eficiente a comunicação com seus filhos. Todas elas se aplicam aqui também. A medida de segurança mais importante é fazer as crianças sentirem que podem falar com você sobre qualquer coisa e que você vai realmente escutá-las. Esse esforço deve começar no dia em que eles nascerem e não parar até elas o colocarem no caixão.

> SEUS FILHOS PRECISAM SABER QUE, QUANDO O PROCURAREM, VOCÊ OS AJUDARÁ A RESOLVER O QUE QUER QUE OS ESTEJA PREOCUPANDO.

Seus filhos precisam ter certeza de que, quando o procurarem, você os escutará e os ajudará a resolver o que quer que os esteja preocupando.

Quanto mais você souber sobre eles – amigos, interesses, do que gostam e do que não gostam –, mais fácil será evitar problemas. Se estiver ocupado demais para prestar atenção em seus filhos, provavelmente não vai perceber quando alguma coisa mudar.

ESCUTE SEUS FILHOS

É importante estar disponível, mas é mais importante ainda realmente *escutar* quaisquer preocupações que seus filhos possam lhe trazer. Às vezes eles podem estar com um problema sério, mas falar sobre ele de um jeito discreto. Se demonstrarem relutância em visitar certas pessoas ou ir a certos lugares, dedique algum tempo a descobrir por quê.

Da mesma forma, se uma criança que antes parecia feliz e despreocupada de repente não quer mais ir à escola ou começa a ter problemas de relacionamento com os coleguinhas, é preciso descobrir o motivo. Todo comportamento é comunicação, e uma mudança pronunciada pode ser a maneira de o seu filho lhe dizer que algo não está bem.

SIGA SUA INTUIÇÃO

Os vilões da vida real raramente se parecem com os da ficção. Na verdade, durante os dezesseis anos em que trabalhei com criminosos sexuais, só conheci alguns que correspondiam ao estereótipo do pedófilo. O resto era exatamente como qualquer pessoa que senta ao seu lado no ônibus, fala com você por trás do vidro do caixa do banco ou mesmo dorme na sua cama à noite. Por isso, você deve sempre confiar na própria intuição. Se tiver uma dúvida persistente em relação a alguém, por menor que seja, preste atenção nessa pessoa e tome quaisquer medidas necessárias para garantir que seus filhos permaneçam seguros.

> TODO COMPORTAMENTO É COMUNICAÇÃO, E UMA MUDANÇA PODE SER A MANEIRA DE O SEU FILHO LHE DIZER QUE ALGO NÃO ESTÁ BEM.

Se você simplesmente não consegue confiar em alguém, não se obrigue a isso nem se sinta culpado.

Nunca se esqueça de que pessoas desconhecidas são responsáveis por apenas uma pequena parte dos casos de agressões sexuais a crianças. A maioria das vítimas é abusada por pessoas conhecidas. Isso não significa que você deva suspeitar de todo mundo – de fato, se esse for o caso, talvez seja melhor buscar ajuda profissional para si próprio – mas deve dar ouvidos àquela vozinha insistente dentro da sua cabeça. Na dúvida, confie na sua intuição, e não no que os outros dizem.

ENVOLVA-SE NA VIDA DOS SEUS FILHOS

Por mais tentadora que pareça a ideia de entregar a educação de seus filhos a terceiros (professores, escolinhas, babás, etc.), é importante estar envolvido em pelo menos alguns aspectos da sua criação. Zelar pela segurança deles não pode ser um pretexto para comportamentos obsessivos e intrusivos, mas é bom fazer-se presente em graus variáveis. É importante estimular a autonomia das crianças, mas não seja uma mãe ou um pai passivo.

Simplesmente faça o melhor que puder.

PERGUNTE

Esta parte é dolorosamente simples: simplesmente faça perguntas. Escolha um momento tranquilo e agradável, talvez quando vocês dois estiverem sentados na areia da praia ou enrolados em um cobertor assistindo a um filme, e pergunte:

– Está tudo bem com você, querido?

– Tem alguma coisa que o preocupa no momento?

> É IMPORTANTE ESTIMULAR A AUTONOMIA DAS CRIANÇAS, MAS PROCURE FAZER-SE PRESENTE NA VIDA DE SEUS FILHOS.

Você não precisa ser solene nem excessivamente intrusivo – calma e naturalidade funcionam muito melhor –, mas pode simplesmente fazer perguntas. Se o seu pequeno disser que está tudo bem ou que nada o preocupa, simplesmente o abrace e diga: "Ótimo!" Pergunte com quem ele conversaria se estivesse com algum problema; se ele disser que é com você, perfeito. Se disser que não sabe, simplesmente fale que ele pode sempre conversar com você, porque é para isso que servem o papai e a mamãe: para ajudar os filhos a resolver seus problemas.

Calma. Naturalidade. Sem estresse.

ENSINE-OS A ESCUTAR SEU ALARME INTERNO

Já participei de muitos programas educacionais voltados para a segurança das crianças e prefiro os que têm uma abordagem genérica. Não me agrada a ideia de ensinar crianças pequenas a elaborarem um plano sobre o que fazer se um desconhecido tocar seu pênis ou sua vagina. Esse tipo de coisa sempre parece um pouco exagerada para o meu gosto.

Em vez disso, eu ensino às crianças que elas têm um "alarme" ou uma "campainha" dentro delas que as ajuda a saber se uma coisa está bem ou não. É tão simples que mesmo os pequenos de 4 ou 5 anos entendem imediatamente. Se você perguntar a uma criança "o seu alarme iria tocar se um coelhinho fofinho sentasse ao seu lado?", a maioria responderá que não. Se perguntar se o alarme tocaria se um tubarão sentasse ao lado delas, a maioria vai gritar "sim!" com todas as forças. Da mesma forma, você pode propor diversas situações e perguntar se o alarme iria tocar:

- Se uma criança mais velha a empurrasse na escola
- Se uma professora lesse uma história para ela
- Se ganhasse um abraço da mamãe ou do papai
- Se ganhasse uma lambida do seu cachorro de estimação
- Se um desconhecido a convidasse para entrar no seu carro
- Se um colega da escola pedisse ajuda para roubar o lanche de outra criança
- Se ganhasse um abraço de um amiguinho
- Se alguém da escola pedisse para abaixar as calças
- Se alguém lhe desse um beijo babado
- Se alguém pedisse que ela não contasse alguma coisa para a mamãe ou o papai

Todos esses são exemplos que podem ser usados no contexto do alarme interno. Você também pode alterá-los ou propor situações engraçadas para acrescentar um toque de humor se necessário.

Depois, é preciso perguntar: "E o que você deve fazer se o seu alarme disparar?" Incentive a criança a pensar em várias possibilidades. Por exemplo: "Em primeiro lugar, procurar um adulto em quem você confia e contar o que aconteceu. Se estiver na escola, contar tudo à sua professora ou a qualquer outra professora que encontrar. Se estiver sozinha, entrar em uma loja e pedir para chamarem seus pais. Acima de tudo, contar à mamãe ou ao papai, porque eles sempre vão saber o que fazer. Não importa qual seja o problema, se é pequeno ou grande, sempre contar aos seus pais."

Também é importante fazer a criança praticar o que dizer. Para isso, simplesmente pergunte: "Se alguém da escola fizesse ou dissesse alguma coisa de que você não gostasse e o seu alarme disparasse, o que você faria?"

– Eu conversaria com a professora.

– Muito bem. Qual professora?

– A minha.

– Isso mesmo. E se ela não estivesse por perto?

– Com a professora que estivesse no pátio.

– Ótimo. E o que você diria?

– Eu diria que o meu alarme disparou.

– E o que mais você contaria?

– Hum... Não sei.

– Você deve contar o que aconteceu e pedir ajuda.

– Ah, é.

– Então, o que você diria?

– Eu contaria o que aconteceu e pediria ajuda.

– Excelente, é isso aí. E para quem mais você contaria o que aconteceu?

– Para você.

– Isso mesmo, pois o que é que a mamãe faz?

– Ela me ajuda a resolver os meus problemas.

É importante ensaiar com as crianças o que devem dizer. Muitas vezes elas sabem que algo está errado, mas simplesmente não têm vocabulário suficiente para explicar a situação. Com a técnica do alarme interno, elas não precisam descrever o ocorrido para chamar a atenção de alguém. Basta que sinalizem que seu alarme disparou, e os adultos resolverão o problema.

"O que devo fazer se meu filho me contar que seu alarme disparou?"

O mais importante é lhe dar atenção imediatamente. É preciso demonstrar à criança que você está levando completamente a sério o que ela diz. Deixe bem claro que, se ela o procurar porque seu alarme tocou, você vai parar o que estiver fazendo para ajudá-la.

Também é importante manter a calma e não entrar em pânico, qualquer que seja o motivo para o alarme ter disparado. Os pequenos precisam acreditar que os grandes estão no controle da situação e sempre sabem exatamente o que fazer, mesmo quando isso não for verdade.

Se você quiser ter um ataque histérico, faça isso mais tarde, trancado no seu quarto.

Hoje o alarme pode tocar por causa de algo trivial ("Pai, o Jordan me chamou de sanduíche de cocô!"), mas sempre é bom prestar atenção, porque amanhã a situação pode ser mais séria.

Onde obter ajuda

Se o seu filho lhe relatar algo sério, como uma tentativa de abuso, procure alguém com experiência nessas situações. Existem vários serviços de informações por telefone oferecidos por órgãos públicos e privados.

Instituições e profissionais que trabalham com crianças em qualquer modalidade – de escolas públicas a consultórios de psicologia particulares – podem orientá-lo sobre as medidas a tomar. Se não tiver certeza de quem procurar primeiro, simplesmente escolha alguém próximo a você. Se não for a pessoa ou o lugar adequado para lidar com a situação, é quase certo que saberá a quem encaminhá-lo.

O mais importante é não se sentir culpado por não saber a quem recorrer. Simplesmente escolha alguém próximo, você vai acabar chegando ao local certo. Lembre-se de que todos os profissionais desse campo estão aí para ajudar as crianças e suas famílias.

ALGUMAS DICAS PARA ESCOLHER A MELHOR CRECHE/ PRÉ-ESCOLA

Quero deixar muito claro que os conselhos a seguir representam somente minha opinião pessoal. Porém, tendo trabalhado por mais de dezesseis anos com criminosos de todas as idades, gêneros e cores de cabelo, incluindo milhares de pedófilos, posso afirmar que ela é razoavelmente bem-fundamentada.

Tenho certeza de que algumas coisas que vou dizer não irão agradar a todos. Sinto muito, mas essas são as regras que sigo com meus filhos e os conselhos que dou a amigos. Vou expô-las a seguir, e você pode decidir por si próprio.

Creches são mais seguras que pessoas que cuidam de crianças em casa

Eu nunca fui fã de creches informais. O principal motivo é que praticamente não há como controlar o que se passa nesses locais. Sei que existem muitas pessoas fantásticas que oferecem esse serviço com competência, mas minha bronca não é com elas, e sim com as que não são fantásticas ou competentes. Se há apenas uma pessoa cuidando do seu filho, quem cuida dessa pessoa? E quem cuida das pessoas que ela visita durante o dia, ou das pessoas que a visitam?

Quando deixa seu filho na casa de alguém, você não tem controle algum sobre as pessoas a quem ele será exposto durante o dia.

Em uma creche, existe uma equipe, com vários membros que monitoram uns aos outros, e muito provavelmente regras mais rígidas sobre quem pode ou não entrar no local. Eventuais visitantes também terão vários pares de olhos monitorando suas atividades.

Verifique o ambiente físico

Certos detalhes são óbvios, como verificar se há materiais ou objetos perigosos espalhados pelo local, mas outros nem tanto. Uma das coisas mais importantes que eu sempre examino é a estrutura física do prédio. Ele é amplo e aberto ou há várias saliências e reentrâncias? O banheiro/vestiário fica num local bastante visível? É possível uma criança se esconder, ou ser escondida, ali? Minha regra de ouro é: quanto mais visibilidade, melhor. O ideal é que todos possam ver o que todos estão fazendo.

Informações sobre o pessoal

Sempre pergunto que espécie de checagem é feita em relação à vida pregressa dos funcionários. Claro que ter uma ficha limpa não é garantia de segurança, mas pelo menos é alguma coisa. Obviamente, também é preciso indagar sobre a qualificação dos professores e funcionários.

Meu princípio geral é: quanto mais professores qualificados tiver uma pré-escola, melhor ela será. Estagiários também são ótimos, pois, enquanto estamos em formação, a tendência é levarmos tudo muito a sério e nos esforçarmos ao máximo.

Alimentação

Isso parece um pouco óbvio, mas é algo que deve ser verificado. Pergunte o que é servido nos lanches da manhã e da tarde e nas refeições principais. Quanto mais porcarias açucaradas forem oferecidas às crianças, menos eu gosto de um lugar. Uma visita à cozinha geralmente diz muito também. Há evidências de que alimentos saudáveis são uma prioridade? Eu não sou natureba, mas não gosto de ver crianças comendo porcarias industrializadas cheias de açúcar.

Outra questão: o que é dado às crianças para beber. Água ou leite é bom, refrigerante é ruim.

Princípios disciplinares

Mais um aspecto do funcionamento da creche que deve ser bem esclarecido. Pergunte como os profissionais administram o comportamento das crianças. Pergunte o que fariam se um aluno mordesse os coleguinhas ou batesse neles. Se as respostas forem seguras e corresponderem aos princípios de manejo do comportamento que discutimos nos capítulos anteriores, ótimo. Porém, tenha em mente que as creches não podem utilizar a técnica de dar um tempo, porque todas as crianças precisam estar permanentemente acompanhadas de membros da equipe.

Sistemas de informação

Procure evidências de algum sistema ordenado e lógico. Sistemas tampouco são garantias, uma vez que certos estabelecimentos são extremamente bem-organizados no papel, mas têm equipes péssimas, porém você pelo menos verá que eles saberão o que fazer caso seja necessário lhe passar informações sobre qualquer coisa importante que aconteça com seu filho.

Observe o local

A maioria das creches permite uma ou duas visitas de inspeção prévia, e você deve aproveitar essa chance. Observe como a equipe organiza a rotina das crianças. Ela é ordenada e bem-estruturada, sem ser obsessiva? As crianças recebem orientação ou simplesmente correm de um lado para o outro de modo caótico?

Fique de olho também em pequenos incidentes e observe como os profissionais lidam com eles. Todas as crianças pequenas periodicamente demonstram agressividade – faz parte do desenvolvimento delas –, de modo que se você esperar tempo bastante fatalmente verá uma criança empurrar ou bater em outra. Quando isso acontecer, observe se alguém nota o que aconteceu e o que faz a respeito.

Como é o clima do local?

Pode parecer meio bobo, mas é importante: deixando de lado todo o resto, o que a sua intuição lhe diz sobre o local? Se aquela vozinha insistente dentro da sua cabeça expressar dúvidas, escute-a. Se a creche tiver um clima simpático, afetuoso e centrado nas crianças, ótimo. Por outro lado, se você tiver a sensação de estar em um zoológico ou em um local frio e rígido, ou se os funcionários lhe derem a impressão de que preferiam não estar ali, ou se você simplesmente não gostar do local, mas não souber o motivo, aqui vai meu conselho: é sempre melhor seguir sua intuição e continuar procurando até encontrar o lugar certo para o seu filho.

Babás e babysitters

Escrevi sobre esse assunto em *Into the Darklands*, e acabou sendo o capítulo mais polêmico do livro. Não me surpreende. O mundo anda muito politicamente correto, e não pega bem fazer generalizações a respeito de qualquer grupo em particular, sejam elas relacionadas a etnia, raça, orientação sexual, cor de cabelo ou higiene bucal ("Isso não é mau hálito, seu preconceituoso, é diversidade oral!"). Deus me livre de ofender quem quer que seja, especialmente os portadores de diversidade oral.

É claro que o único problema é que existem pessoas neste mundo que parecem dedicar a vida exclusivamente a se sentirem ofendidas por qualquer coisa. Muitas vezes, elas generosamente tomam as dores de outras pessoas que nem sequer se haviam dado conta de que deviam se sentir ofendidas. Creio que o termo *mala sem alça* foi inventado especialmente para definir esse tipo de gente.

Eu não fiz nenhuma generalização a respeito de qualquer um dos grupos citados cima, nem mesmo dos portadores de diversidade oral, mas afirmei, sim, que é melhor nunca contratar rapazes adolescentes como babás ou babysitters. Isso fez um crítico prontamente declarar que suspeitava que eu estivesse ficando paranoico e ultrapassado. Quando li seu comentário, suspeitei que ele fosse um idiota.

Mesmo assim, embora outros críticos provavelmente venham a me atacar por isso, mantenho o que disse antes: *nunca contrate um rapaz adolescente como babá ou babysitter dos seus filhos.*

Estou dizendo que todos os rapazes adolescentes são problemáticos?

Não.

Estou dizendo que todos são tarados?

Não.

Estou dizendo que seus filhos estarão mais seguros com garotas adolescentes?

Sim, sem sombra de dúvida estou dizendo isso. Garotas adolescentes tampouco são uma escolha completamente segura, porque mulheres também abusam de crianças, mas, estatisticamente, elas apresentam menor risco que os homens.

Já trabalhei com muitos rapazes adolescentes que abusaram sexualmente das crianças de quem estavam cuidando. Alguns deles eram bons garotos de boas famílias – simplesmente tinham tomado uma decisão desastrosa. Conheci um número suficiente desses garotos para me convencer de que jamais deixaria meus filhos aos cuidados de um adolescente do sexo masculino. Por isso mesmo, não tenho qualquer problema em expor essa opinião para que você possa refletir e tomar suas decisões.

Só para constar, porém, quer saber se eu acho que os rapazes adolescentes do planeta Terra se importam com a minha opinião?

Não.

Será que sua frágil autoestima vai ser eternamente prejudicada pelas minhas palavras?

Não.

Os adolescentes deste mundo têm coisas muito mais importantes com que se preocupar do que qualquer comentário meu a respeito da babysitter ou babá ideal.

Pessoalmente, sempre vou preferir uma simpática garota adolescente de boa família a um simpático rapaz adolescente de boa família.

Você pode fazer o que achar melhor.

CONTROLE O MEDO

Quando pensar sobre a segurança dos seus filhos, a coisa mais importante é não se deixar apavorar. O medo é uma parte natural do processo de cuidar de uma família, instalando-se, na maioria das vezes, antes mesmo da concepção e durando até o último dia das nossas vidas. Há um milhão de coisas ruins que podem acontecer a uma criança, mas a maioria delas nunca acontece.

Apesar dos incontáveis objetos afiados que as crianças adoram adotar como brinquedo no decorrer da vida, a maioria delas nunca perde um olho. E, mesmo se perderem, ainda assim conseguem se dar bem. Meu pai perdeu um olho quando criança, atingido por uma flecha de brinquedo lançada por um primo, e mesmo assim acabou tendo uma vida invejável.

Coisas ruins acontecem – é inevitável –, mas coisas boas também.

Provavelmente hoje muitas crianças quebraram um braço, queimaram os dedinhos ou perderam um olho, mas um número infinitamente maior delas riu, brincou ao sol, ganhou abraços, distribuiu abraços, chorou, cantou, jantou e foi, feliz da vida, para a cama.

E, se Deus quiser, amanhã essas e outras crianças vão se levantar e fazer tudo isso outra vez.

Não deixe o medo dominar sua vida, pois ele irá sufocá-lo e roubar sua alegria. Apenas seja sensato e reze para que nada de ruim surja em seu caminho.

É só o que você pode fazer.

PARTE 8

JUNTANDO TUDO

Agora você já conhece todas as ferramentas que uso quando trabalho com uma família. As coisas sobre as quais falamos até aqui são o meu equivalente a martelos e pregos. São meus instrumentos de trabalho para tarefas simples ou complexas, seja para desempenar uma porta que não abre, seja para uma reforma geral, daquelas que levam o dobro do tempo esperado e estouram completamente o orçamento original.

O problema de muitos livros sobre educação de crianças é que às vezes eles oferecem várias boas ideias, mas não mostram como juntá-las em um todo que seja coerente na prática. Esta seção é a minha tentativa de amarrar as pontas soltas.

Por isso, em primeiro lugar vou lhe dar um guia para esta caixa de ferramentas específica, porque, se você tem que lidar com diversas situações ao mesmo tempo, precisa definir prioridades, por onde começar e o que fazer. Depois, como um exame final, vou lhe apresentar a família Humdinger e deixar que você pratique suas novas habilidades com ela.

Eles são boas pessoas, os Humdingers, mas estão em uma maré de azar.

CAPÍTULO 16
A CAIXA DE FERRAMENTAS – MANUAL DO USUÁRIO

Já apresentei diversas técnicas para lidar com problemas de alimentação, sono, retirada das fraldas e comportamento. Use-as conforme o descrito, e elas irão funcionar. Também falei sobre algumas formas de ensinar crianças a superarem problemas como timidez e baixa autoestima.

Agora vou explicar como organizar tudo isso em uma estratégia coerente. Se você estiver enfrentando vários problemas simultâneos, precisa saber por onde começar e o que fazer na ordem mais eficiente possível.

É assim que se faz:

TRIAGEM

Assim como uma equipe de socorro que chega ao local de um acidente, os pais precisam de um método para avaliar rapidamente a gravidade de uma situação e decidir qual aspecto vão tentar resolver primeiro. Meu conselho para famílias com vários problemas é começar com uma abordagem dupla de sono e comportamento.

Crianças que dormem menos do que deveriam se comportam muito pior, portanto começar por aí já pode melhorar consideravelmente as coisas. Como foi mencionado, os problemas relacionados ao sono são bastante fáceis de resolver, e isso também vai ajudá-lo a se sentir mais confiante. Se as crianças se recolherem mais cedo, você também terá mais tempo livre para dedicar a si próprio, e isso é muito importante para a sua sanidade a longo prazo.

É claro que a próxima pergunta é: em quais comportamentos se concentrar primeiro? A regra de ouro para tomar essa decisão é simples – pergunte a si mesmo: "Qual parte desta situação está me deixando mais doido?"

A resposta vai ditar por onde começar e o que fazer. Se no momento você estiver tendo problemas generalizados com seus filhos, simplesmente escolha o que mais o incomoda e comece por aí – gritaria dentro de casa, brigas entre irmãos, manha na hora das refeições, mau comportamento quando vocês vão às compras, etc.

> FICAR SENTADO ENQUANTO O MUNDO DESABA À SUA VOLTA NÃO VAI RESOLVER NADA. LEVANTAR-SE E AGIR VAI.

Na verdade, não importa muito por onde você começa, desde que faça alguma coisa. Ficar sentado olhando para as paredes enquanto o mundo desaba à sua volta não vai resolver nada. Levantar-se e agir vai.

O motivo para começar por aquilo que mais o incomoda também é simples: quanto mais doido você estiver, mais malucos seus filhos ficarão. Inversamente, a sua calma e o seu equilíbrio também irão se refletir neles. Escolha aquilo que o fizer se sentir melhor mais rápido.

Portanto, uma boa triagem é a chave. Concentre-se nos problemas do sono em primeiro lugar e depois se pergunte quais comportamentos mais o enlouquecem e dedique-se a resolvê-los. Agora vamos ver como começar.

O GUIA PARA CONSERTAR FAMÍLIAS

Esta é uma versão condensada do que eu faço com as famílias que atendo – o fruto de anos de trabalho acondicionando em uma prática embalagem, pronto para ser consumido. Você se recorda de que bem no início deste livro eu afirmei que uma das regras mais importantes é a de que planejar é preciso? Bem, aqui você tem um guia para a elaboração de planos. Apresento a seguir um processo simples de cinco passos que serve para praticamente qualquer tipo de problema que você possa encontrar.

A vantagem deste guia é que as instruções são muito simples e não há diagramas confusos. Siga os passos na ordem apresentada, e tudo vai dar certo no final.

GUIA PARA CONSERTAR FAMÍLIAS
1. Defina claramente o problema.
2. O que o comportamento significa?
3. Por que o comportamento continua?
4. Defina claramente o objetivo.
5. Identifique as ferramentas.

Passo 1: Defina claramente o problema

O truque, como mencionei anteriormente, é ser específico nas descrições. Imagine que você esteja explicando a situação para alguém que não conhece o seu filho. Isso vai obrigá-lo a listar item por item os comportamentos problemáticos.

Por exemplo, "Joãozinho fica birrento e teimoso quando volta da escola" é muito menos útil que "cerca de trinta minutos depois de voltar da escola, Joãozinho começa a desobedecer, só quer ficar deitado no chão ou no sofá vendo TV, recusa-se a responder quando falo com ele e, se insisto, fica zangado, atira objetos ou bate nas pessoas".

Passo 2: O que o comportamento significa?

Este é um passo crucial, portanto merece tempo e atenção. Se você acertar aqui, o resto será fácil. Se errar, seu plano vai falhar. É claro que nem sempre você vai acertar de primeira, mas o importante é dar-se conta disso e reavaliar suas conclusões até decifrar a mensagem.

A maior armadilha aqui é que é fácil encontrar uma explicação negativa, particularmente se o comportamento em questão estiver causando estresse: "O motivo por que Jenny se levanta da cama à noite e chora é que ela não gosta muito de mim e quer fazer de tudo para me incomodar." *Você* pode até se sentir assim, mas essa provavelmente não é a intenção do seu filho. Por isso, empregue apenas termos positivos, se coloque no *lugar da criança* e use frases que incluam "eu sinto..." ou "eu preciso...". Por exemplo: "Eu levanto da cama porque sinto medo do escuro e chamo a mamãe e o papai porque me sinto seguro com eles."

A razão para usar afirmações começando com *eu* e formuladas de modo mais positivo é que elas ajudam a dar uma ideia mais clara do que a criança está tentando dizer. Em certo sentido, crianças são criaturinhas simples, com necessidades muito básicas. Embora às vezes possa parecer que elas estão fazendo certas coisas só para nos incomodar, isso quase nunca é verdade. Quase sempre elas querem coisas muito simples.

Se você tiver uma ideia clara daquilo que o seu filho está tentando dizer com o comportamento, será mais fácil entender do que ele realmente precisa e, consequentemente, ficar bem-preparado para satisfazer essas necessidades de um modo positivo.

Passo 3: Por que o comportamento continua?

Para que continue acontecendo, qualquer comportamento deve produzir algum tipo de recompensa. Se você não recebe absolutamente nada em troca de seus esforços, acaba desistindo. Isso se aplica a qualquer tipo de comportamento – de adultos e crianças.

É preciso ser completamente honesto nesse ponto. Você deve fazer uma autocrítica e analisar se as suas reações estão fornecendo alguma espécie de recompensa ao mau comportamento do seu pequeno. Se você briga e grita o tempo todo, a recompensa toma a forma de atenção – ruidosa e desagradável, mas ainda assim atenção. Se você cede para evitar brigas, a recompensa é a sensação de controle. Se discute com seu parceiro na frente da criança, a recompensa também é o controle. Se você negocia constantemente, a recompensa é dupla: atenção e controle.

Em geral, a criança consegue algo que quer ou evita algo que não quer. O que você precisa fazer é descobrir como o mau comportamento ajuda nisso.

Passo 4: Defina claramente o objetivo

Mais uma vez, ser específico é a chave: "Comportar-se bem na escola" não é um objetivo. É uma frase muito ampla e genérica para ter qualquer utilidade. É melhor dizer: "Esforçar-se na escola o dia todo, obedecer à professora e não ter que 'dar um tempo' durante o período de aulas." Uma meta como essa pode ser avaliada com objetividade. Se a criança chega ao fim do dia tendo completado todas as tarefas solicitadas pela professora e sem ter sofrido nenhuma punição, todos podem comemorar, porque sabem que o objetivo foi alcançado.

Passo 5: Identifique as ferramentas e os passos necessários

Você deve dividir o objetivo em etapas mais simples. Às vezes, "comportar-se bem" é um passo grande demais para pernas infantis. Isso significa que, se o objetivo é "ir para a cama às 19 horas sem brigas nem manhas", é melhor descrever como chegar lá gradualmente:

Entrar no banho às 17h30.
Estar limpo e vestido até as 18 horas.
Jantar às 18h30.
Ler histórias até as 18h50.
Escovar os dentes às 18h55.
Deitar-se até as 19 horas.
Todos os passos realizados com calma e sem brigas.

Ao ler uma lista como essa, pense em quais ferramentas podem ser úteis. Para crianças menores, por exemplo, os estágios iniciais requerem uma combinação de atenção direcionada reforçada com placares e uso de distrações. Depois entram em cena as ferramentas para disciplinar o sono explicadas nos capítulos de 5 a 7.

Se você dividir tudo em passos menores, como no exemplo acima, terá mais chances de antever problemas e deixar algumas cartas na manga para lidar com eles.

Você pode até dividir os passos em subpassos. Por exemplo, se a criança resiste a entrar no banho e a birra e o mau humor se estendem para o resto da noite, você pode usar o processo descrito no capítulo 4 para ensinar novas habilidades. Isso pode envolver uma brincadeira dirigida na qual você dá banho no ursinho primeiro, ou sugere à criança que acompanpanhe o banho dos irmãos maiores para ver como eles se divertem, ou inventa uma história sobre a menina que tinha flores nascendo nos pés de tão sujinha.

O conceito-chave é pegar seu objetivo, dividi-lo em etapas menores e então usar as ferramentas necessárias para atingi-lo.

TÉCNICA	PÁGINAS	IDADE	GRAVIDADE DO PROBLEMA	VANTAGENS
Atenção direcionada	142-151	18 meses ou mais	Baixa-média	Alimenta diretamente os bons comportamentos e ignora os ruins.
Redirecionamento	146-151	6 meses ou mais	Baixa-média	Excelente forma de evitar 90% dos conflitos que de outro modo poderiam se intensificar.
Placar	158-160	3, 5 a 4 anos	Baixa-alta	Proporciona estrutura e motivação para cessar o mau comportamento e retornar ao bom.
Dar um tempo	162-167	3 anos ou mais	Alta	Técnica eficiente para extinguir maus comportamentos.
Escada do comportamento	176-182	6 anos ou mais	Média-alta	Combina os benefícios dos placares e da técnica de dar um tempo. Também elimina as emoções negativas e as brigas.
Treinamento de habilidades	40-45	4 anos ou mais	Baixa-alta	Bom para ensinar as habilidades de que as crianças precisam para evitar o desenvolvimento de futuras dificuldades.

Comportamentos problemáticos de baixa gravidade: manhas, pequenas birras e teimosia leve.

Comportamentos problemáticos de média gravidade: birras mais persistentes, destruição de brinquedos ou objetos, fala grosseira, desobediência.

Comportamentos problemáticos de alta gravidade: agressões físicas, desrespeito, ataques de birra e desobediência constante.

Também lidei com problemas relativos ao sono e à hora de dormir nos capítulos de 5 a 7; com problemas de alimentação nos capítulos de 8 a 10; com a retirada das fraldas no capítulo 11; e com a comunicação com as crianças no capítulo 3.

SEJA IMPLACÁVEL

Após a triagem dos comportamentos, elabore um plano e coloque-o em prática usando as ferramentas que lhe parecerem mais adequadas. Seja implacável na busca da vitória. Assim como no vodu do sono, só pode haver um desfecho.

Peça, mande, aja.

Você pode reavaliar o que está fazendo, mas *não pode recuar.* Se as crianças gritarem e chorarem, não ceda. Se implorarem e suplicarem, não amoleça.

Peça, mande, aja.

Seu papel como pai ou mãe é ser um ditador – amoroso e bondoso, é claro, mas ainda assim um ditador. Famílias não funcionam quando são administradas democraticamente, com a participação de representantes dos sindicatos filiais.

Peça, mande, aja.

Seus filhos podem dizer "eu te odeio!", mas você pode fingir que não ouviu. Eles podem parecer magoados, mas o coração das crianças é bastante resistente. O simples ato de ser mandado para a cama mais cedo, por exemplo, não vai causar um sofrimento duradouro. Ganhar uma carinha triste no placar também não.

Peça com educação.

Mande com firmeza.

E depois, pelo amor de Deus, *aja*!

CAPÍTULO 17

CONSERTANDO A PIOR FAMÍLIA

CASO 11	
FAMÍLIA	Harry (35), Sally (37), Crystal (9), Darnell (8), Darius (8) e Jed (4).
PROBLEMA APRESENTADO	Esta família é um desastre. Ela mora em uma casa alugada de dois dormitórios. Os assistentes sociais estão ameaçando retirar as crianças dos pais devido às condições da moradia e ao modo como tratam os filhos. Tanto Harry quanto Sally reconhecem que batem nas crianças, e os vizinhos reclamam constantemente da gritaria. As crianças mais velhas faltam à escola com frequência, e quando vão às aulas seu comportamento é terrível. Os gêmeos Darnell e Darius (8) têm brigado muito na escola, agridem outras crianças e falam muitos palavrões. Crystal (9) tem dificuldade em fazer amigos e também é agressiva e malcriada. Jed (4) foi suspenso da pré-escola por morder os coleguinhas e ainda usa fraldas. Harry e Sally dizem que as crianças brigam o tempo todo, ignoram os pais e, às vezes, não dormem antes da meia-noite.
OBSERVAÇÕES	Santa confusão, Batman!

Guardei o "pior" para o final, e este abacaxi você vai ter que descascar sozinho. Agora que já tem todos os princípios e ferramentas necessários para resolver qualquer problema, vou relatar o caso e deixar que você elabore seu plano de ação. E quero deixar claro que este é um caso real: tudo o que está aqui realmente aconteceu.

No próximo capítulo apresentarei a minha análise da situação e o plano que propus à família, mas tente resolver o problema antes de ler a minha solução.

Em todos os lugares onde já trabalhei conheci pessoas como os Humdingers. Famílias como essa têm tantos problemas que, nas reuniões de equipe em que os novos casos são distribuídos, os profissionais ficam com os olhos cravados no chão, rezando para não serem escolhidos para atendê-las. Por algum motivo estranho, eu sempre senti um desejo incontrolável de pegar essas batatas quentes. Sempre que um coordenador perguntava "quem quer este caso?", minha mão disparava no ar e eu me oferecia ansiosamente: "Eu! Eu!"

Agora já não me assusta atender famílias como essa, mas no início, quando eu era apenas um estudante e tinha muito pouco conhecimento, era apavorante. Agora sou um especialista em Humdingers e já conheci todo o clã, espalhado de um extremo do país ao outro. É uma família grande, com representantes em praticamente todos os cantos. Sem dúvida alguma, existe uma filial dos Humdingers perto de você. Eles não são má gente, não depois que você os conhece um pouco melhor – apenas têm um pouco mais de dificuldades que nós. Só precisam de ajuda para entrarem nos eixos outra vez.

E é nesse espírito que os encaminho para você. Eles são um ponto de partida tão bom quanto qualquer outro. Há muitas coisas acontecendo com eles ao mesmo tempo, como já vamos ver, e você terá que pensar bem em como ajudá-los. Mas não se esqueça de que você é tudo o que eles têm.

Além do mais, é melhor praticar com os filhos dos outros primeiro. Eu treinei por dez anos antes de fazer os meus. Meu conselho é: comece visitando a família em casa.

A VISITA DOMICILIAR

Assim que você encontra o endereço, pode ver que a residência da família jamais serviria de palco para uma edição da Casa Cor. Na verdade, parece mais um bom cenário para a Casa dos Horrores. A porta da frente está entreaberta, apesar de o dia estar um tanto frio. Na verdade, trata-se de uma meia-porta, pois a metade de baixo são tábuas de madeira pregadas sobre buracos obviamente deixados por chutes.

Um cachorro de pequeno porte está sentado na soleira, observando você. Até o cachorro é meio esquisito, como se fosse um refugo de fábrica. A cabeça parece um pouco grande demais para o corpo miúdo. Quando você se aproxima, ele começa a se agitar e rosnar, embora seja uma coisinha tão minúscula e neurótica que é difícil saber se está bravo ou assustado. Mas isso não importa, porque logo ele dá meia-volta e desaparece dentro da casa.

Ao aproximar-se da porta, você escuta o som eletrônico de tiros de videogame vindos de dentro da casa e nota que um vidro quebrado na janela foi substituído por um pedaço de papelão colado com fita adesiva. Um pé de tênis infantil solitário está abandonado ao lado da porta, com saudades do seu companheiro.

Você ergue a mão e bate: *toc, toc.*

– Vá ver quem é! – diz um homem lá dentro.

– Não – responde um menino com voz arrogante.

– Faça o que o seu pai mandou! – desta vez é uma mulher quem fala.

– *Não*, agora é a minha vez!

– Não é, não! – retruca uma menina. – É a *minha vez*!

– *Não é, não!* – berra o primeiro menino.

– *Darnell*, vá ver quem está na porta! – urra o homem.

– *Não!*

– *Darnell!*

– NÃO! VAI À MERDA! – você escuta passos duros, provavelmente de Darnell, e depois uma porta batendo com tanta força que os caixilhos da janela quebrada ao seu lado tremem.

– Minha nossa, o que há de errado com esse garoto?

Silêncio, a não ser pelos tiros eletrônicos.

Você fica parado por alguns instantes, sem muita certeza do que fazer. Depois que fica óbvio que eles esqueceram que havia alguém à porta, você bate outra vez.

– Pode atender a porta, Bubba?

"O que quer que aconteça", você diz a si mesmo, "o que quer que saia de lá de dentro, não grite."

E então o primeiro Humdinger aparece, o pequeno Jed, de 4 anos. Está vestindo um jeans sujo e uma parte de cima de pijama. Ele olha para você com desconfiança.

– Quem é, Bubba? – grita a voz de mulher de lá de dentro.

Jed – que pelo jeito também atende por Bubba – examina você de cima a baixo com uma expressão hostil no rosto encardido.

– Não sei – anuncia por fim.

De novo a voz feminina, desta vez mais baixa:

– Você pagou a prestação da máquina de lavar roupa?

O homem:

– Paguei.

– Tem certeza?

– Claro que tenho, droga.

Você ouve o ranger das molas de um sofá velho e depois passos arrastados que se aproximam.

"Lá vem a matriarca", você pensa.

E de repente lá está ela: Sally Humdinger, tão desconfiada quanto o filho.

– Sim?

– Boa-tarde!... – você diz, fingindo animação, e se apresenta. – Eu sou do S.O.S. Família.

– De onde? – pergunta Sally, e você entende onde o pequeno Jed aprendeu a recepcionar visitas.

– S.O.S. Família – você repete, acrescentando o slogan dos seus anúncios de TV: "Nenhum problema é grande demais para nós!"

Sally simplesmente o fita com olhos vazios.

– Você não veio recolher a máquina de lavar roupa?

Você balança a cabeça rapidamente.

– Não, vim ajudar você e o Harry com as crianças.

Subitamente, uma luz se acende dentro de Sally:

– Você é como a SuperNanny da TV?

Você dá um suspiro resignado.

– Mais ou menos, só que ela é irritante, e eu, não.

Sally ri, e assim ela parece muito mais jovem.

– Entre, entre.

A situação dentro da casa é parecida com a de fora, só que com menos grama e céu e com mais crianças. A família está reunida em torno da televisão, entretida com o que parece ser um jogo de videogame incrivelmente violento. Enquanto você se aproxima, Darius fuzila dois policiais, que desabam em uma poça de sangue. Crystal está sentada no braço do sofá ao lado do pai. Ainda está usando o uniforme da escola, o que a faz parecer estranhamente normal em meio ao caos que é a casa dos Humdingers. Harry está atirado no sofá, fumando e vendo seu filho de 8 anos matar policiais.

– Harry, esta é a pessoa que veio falar sobre as crianças.

Gollum, o cachorrinho neurótico que em pouco tempo você vai começar a odiar, está tremendo embaixo do sofá.

Harry se põe de pé quando você entra na sala. Enquanto ele estende a mão para cumprimentá-la, você observa a barba por fazer e os dentes manchados de nicotina. Harry está vestindo calça de abrigo, meias de lã e uma camiseta preta de uma marca de uísque – e sua aparência geral sugere que ele é um consumidor fiel do produto.

Enquanto se apresenta, você nota com o canto do olho que Bubba está cutucando Darius, que o ignora por um segundo e depois explode e empurra o pequeno com tanta força que Bubba cai do sofá e bate com a cabeça no chão. Prontamente, ele começa a uivar de raiva e dor.

– Darius! – berra Harry, virando-se para o menino. – Vá para o seu quarto já!

– Mas foi ele que...

– Eu disse JÁ!

Darius atira o controle do PlayStation no chão e sai marchando pela porta da frente.

– Esse garoto me deixa maluco! – diz Harry, observando o filho desaparecer. – Ele nunca obedece!

Crystal salta e apanha o controle do jogo. Bubba fica em pé e começa a cutucá-la. Sally assiste à cena sem dizer uma palavra. De fato, seus olhos parecem vidrados, tomados pela resignação dos vencidos.

– Quem sabe não é melhor conversarmos na cozinha? – você sugere.

A cozinha é uma surpresa agradável, limpa e organizada, com uma cesta de frutas sobre a mesa. Os desenhos das crianças estão colados na geladeira. Se o pé que fazia par com o tênis jogado lá fora não estivesse ali, poderia ser a cozinha de qualquer um.

– Muito bem – você diz, tentando soar confiante. – Gostaria de saber quais são os problemas que vocês estão tendo.

E eles contam tudo, tendo como pano de fundo os gritos e tiros que vêm da sala.

A impressão é a de que uma festa de ano-novo de maníacos assassinos está acontecendo na peça ao lado, mas você a ignora corajosamente enquanto escuta o relato de Harry e Sally.

São poucos os problemas que eles não têm. Jed ainda não usa o banheiro, o que aumenta a pressão financeira sobre a família, já que fraldas não são baratas. Além disso, ele tem o hábito de morder os outros – Sally mostra as marcas em seus braços para provar.

– O que vocês fazem quando ele os morde? – você pergunta.

– Nós o mordemos de volta – diz ela. – Só assim ele entende que está errado.

A julgar pelas marcas, ele não está captando muito bem a mensagem.

Jed, ou Bubba, parece ter um problema geral de agressividade. Além de morder, ele também bate nas outras crianças e fala palavrões na pré-escola. Está prestes a ser expulso – e ainda não tem nem 5 anos.

Nenhuma das crianças dorme bem. Na verdade, mal dormem. Examinando o quarto delas, você já tem uma ideia do porquê. No canto, há uma televisão sobre uma cômoda maltratada. Os quatro dormem no mesmo quarto, em dois beliches. Como demoram para adormecer – geralmente o último apaga por volta da meia-noite –, Harry e Sally põem todos na cama ao mesmo tempo. Por volta das 18 horas é quando o circo começa: suco, televisão, choro e gritaria – praticamente tudo o que de pior pode haver.

As crianças brigam constantemente umas com as outras. Crystal é a mais velha, e, depois de observá-los juntos por algum tempo, você conclui que é também a mais inteligente. Ela costuma ficar na dela, provocando os irmãos de maneira sutil, mas sem entrar diretamente na briga. Darnell aparenta ser o mais explosivo do grupo, algo que parece agradar ao pequeno Bubba. Observando as coisas mais de perto, porém, dá para notar que Bubba provoca os irmãos mais como uma tentativa de obter a atenção dos pais do que por gostar de apanhar.

A escola é um desastre. Os meninos sempre se desentendem com as professoras e, recentemente, foram separados e colocados em classes diferentes. Eles não gostaram disso, mas se acalmaram um pouco. Têm dificuldade em acompanhar o conteúdo e parecem determinados a se tornar as crianças mais encrenqueiras da escola. Darius, o menino mais silencioso, começou a bater nas crianças mais novas no pátio.

Crystal está indo bem nos estudos e não causa problemas à professora, mas parece ter sérias dificuldades em fazer amigos. A professora diz que ela se isola das outras meninas e não parece interessada em fazer amizades. Dá a impressão de ser raivosa e fechada, mas ninguém parece notar esse comportamento, pelo menos que você perceba.

Quando você pede a Harry e Sally que descrevam a rotina diária, eles o olham com uma expressão vazia e confusa.

– Bem – você diz –, descrevam um dia típico da família.

Harry dá de ombros.

– Eles acordam e começam a brigar, brigam o dia inteiro e daí vão para a cama.

– O que vocês já tentaram fazer para melhorar a situação?

– Tudo – diz Sally.

– Tudo o quê?

Ela suspira.

– Tudo mesmo. Já usamos placares, já colocamos todos de castigo, já gritamos com eles, já batemos neles. Tudo.

– Alguma dessas coisas funcionou?

– A única coisa que parece fazer alguma diferença são as palmadas – diz Harry.

Você reflete sobre tudo o que já observou e não consegue identificar uma única interação positiva entre pais e filhos. Nenhuma.

– E como estão vocês dois? – você pergunta, chegando ao final da entrevista.

Sally explode em lágrimas, e Harry a consola com um abraço.

– É muito difícil – diz ele.

Dá para sentir uma ponta de desespero em sua voz.

Nesse momento, você compreende que aqueles dois realmente amam os filhos, mas que simplesmente perderam o controle da situação.

– Certo – você diz, aprumando-se na cadeira e adotando um tom profissional. – Vamos dar um jeito nessa bagunça?

Harry assente.

Sally funga, secando os olhos e fitando-o com uma expressão esperançosa.

Então você abre a boca e começa a falar....

MUITO BEM, ONDE O PROBLEMA COMEÇOU?

A primeira coisa a fazer é determinar a origem do problema. Existem muitas questões simultâneas nesse caso, e você terá que elaborar uma teoria que dê conta de todas.

Minha sugestão é retornar às regras apresentadas no primeiro capítulo e ver quais delas você acha que estão sendo ignoradas ou violadas. Isso vai lhe ajudar a decidir por onde começar:

- Lembre-se dos 3 Rs
- Amar é fácil, gostar é difícil
- Crianças são tubarões famintos
- Alimente o bom, ignore o ruim
- Crianças precisam de limites
- Seja (mais ou menos) consistente
- Não leve desaforo para casa
- Planejar é preciso
- Todo comportamento é comunicação
- Aceite o caos

TRIAGEM

A situação é grave, tanto que mesmo um profissional experiente pode se sentir perdido. O truque é focalizar as coisas mais simples. Concentre-se naquilo que salta aos olhos, e a chance de os resultados aparecerem rapidamente também será maior. Já descrevi algumas formas de começar no capítulo anterior.

Sugiro que você faça uma lista simples de dez itens, definindo os aspectos do problema com que pretende iniciar e os passos seguintes.

Não se preocupe em elaborar um plano complexo, apenas anote os seus dez itens e compare-os com os que eu desenvolvi para Harry e Sally. Vou lhe dar minhas respostas no próximo capítulo, mas agora é a sua vez de tentar.

Nesse momento, está tudo em aberto. Se você entrasse naquela casa hoje, por onde começaria? Talvez consertar a porta da frente seja o mais importante, ou desligar a televisão. O primeiro passo depende de você. E depois? Qual será o próximo? Avalie item por item, até chegar ao dez.

FERRAMENTAS

Depois de elaborar a sua lista de dez passos, quero que acrescente as ferramentas que usaria em cada um deles. Novamente, lembre-se de que a vida é curta, portanto não escreva um tratado, apenas puxe uma seta ao fim de cada item e anote o nome da ferramenta que achar mais adequada ao caso.

As coisas podem se complicar um pouco, visto que até agora falamos predominantemente sobre o comportamento que acontece dentro de casa. Mas os filhos dos Humdingers também têm problemas fora dela. Você acha que pode aplicar essas técnicas na escola? Como faria isso? Que sugestões daria a Harry e Sally?

Lembre-se de que estamos tratando de princípios gerais que podem ser aplicados a qualquer contexto. Fazer pequenos ajustes para a situação dos Humdingers é um bom treino, porque cada criança é diferente, tanto as suas quanto as de Harry e Sally. Não existe uma receita absolutamente igual para todas.

Adaptar-se ou perecer é o conceito que você precisa internalizar se quiser sobreviver na selva da educação de crianças.

Depois que tiver feito tudo isso, vire a página e veja se nossas respostas são parecidas.

Mas não vale trapacear. O crime não compensa.

Bem, quase nunca.

CAPÍTULO 18

DEZ PASSOS PARA A FELICIDADE DA FAMÍLIA PERFEITA

Em primeiro lugar, espero que você não tenha trapaceado e lido este capítulo sem antes tentar elaborar sugestões para a família. Se tiver feito a lista, parabéns. Estes são os dez passos que desenvolvi para Harry e Sally, na ordem em que os implementamos. Compare-os com os seus.

1. Faxina geral

Você não conseguirá pôr ordem na família se eles viverem em uma bagunça generalizada, e uma boa limpeza é o primeiro passo.

- Organizar a bagunça dentro e fora da casa.
- É proibido fumar dentro de casa.
- Livrar-se de todos os jogos de videogame violentos.
- Harry deve se barbear todos os dias, e ambos os pais precisam andar limpos e arrumados. Para ser, é preciso parecer.

2. Resolver questões ligadas ao sono

A privação de sono, sem dúvida alguma, está tornando tudo muito pior.

- Retirar a televisão do quarto das crianças.
- Nada de suco à noite.
- Estabelecer uma boa rotina para a hora de dormir para todas as crianças, levando em consideração a idade de cada uma.
- Organizar uma escala, de modo que Jed vá para a cama primeiro, às 19 horas, depois os gêmeos, às 20 horas e, por fim, Crystal, às 20h30.

- Como só há um quarto para todos, Jed pode ser preparado para dormir no quarto dos pais e depois levado para a cama quando os irmãos já estiverem dormindo. Usar o vodu do sono com o pequeno. Por certo não é a situação ideal, mas, às vezes, é preciso ser flexível e se adaptar. À medida que se acostumar a dormir mais cedo, ele poderá ficar no próprio quarto desde o início.
- As três crianças mais velhas podem ser premiadas com quinze minutos extras no PlayStation por bom comportamento na hora de dormir e perder blocos de quinze minutos se perturbarem os irmãos. Harry e Sally devem ser inflexíveis ao impor essas punições.

3. Estabelecer regras básicas

- A rotina básica do dia deve incluir horários para as atividades em família (uma caminhada ou uma partida de um jogo de tabuleiro).
- Elaborar uma lista de regras da casa (no máximo cinco) e afixá-las em um local visível para todos, como a porta da geladeira. As regras devem incluir princípios como nada de violência, respeito ao falar com os outros, ajudar quando lhe for solicitado, etc.

4. Implementar um plano de mudança de comportamento

- Identificar claramente os comportamentos problemáticos, segundo a gravidade (alta, média ou baixa).
- Montar um placar para Jed e usar a técnica de dar um tempo como punição para seus comportamentos mais graves (bater, morder e falar palavrões, por exemplo).
- Incentivar comportamentos positivos usando atenção direcionada.
- Usar e abusar do redirecionamento.
- Usar a contagem 1-2-3 e o timer.
- Usar uma escada do comportamento modificada para as crianças mais velhas. Em vez de irem para a cama mais cedo (já que existe apenas um quarto para todos), reduzir o tempo no PlayStation.

5. Estimular um relacionamento mais positivo entre pais e filhos

- Atenção direcionada e maior uso de elogios vão ajudar.
- Dedicar mais tempo às atividades estruturadas positivas com as crianças (como acompanhar os meninos até a pista de skate do parque e elogiar suas manobras).
- Manter um diário dessas atividades para poderem ser discutidas depois.

6. Reunir-se com a equipe da pré-escola para discutir o comportamento de Jed e definir uma estratégia de manejo

- O ideal é que o manejo na pré-escola seja igual ao utilizado em casa (elogiar os mesmos bons comportamentos e ignorar/punir os mesmos comportamentos indesejados).

7. Reunir-se com os professores das três outras crianças

Os pais precisam saber com clareza o que está acontecendo na escola e elaborar um plano para lidar com o mau comportamento.

- As mesmas ferramentas podem ser usadas na escola para fazer uma triagem e definir por onde começar.
- Boa parte do comportamento na escola também vai se modificar quando o ambiente familiar estiver mais tranquilo, as crianças estiverem dormindo melhor e a família estiver desenvolvendo um relacionamento mais positivo.
- Os placares podem viajar da casa para a escola, assim como os alvos da atenção direcionada.
- Se o comportamento na escola chegar a um ponto inaceitável, Harry e Sally devem apanhar a criança em questão, levá-la para casa e colocá-la de castigo no quarto, sem nada para fazer até a hora em que suas aulas estariam terminando. Nesse caso, ela não terá acesso ao PlayStation nem a qualquer outro tipo de diversão ou recompensa.
- O mais importante é trabalhar em equipe com os professores e usar as ferramentas já discutidas aqui.

8. Usar o processo de reorganização do capítulo 4 para ensinar novas habilidades sociais e ajudar as crianças a fazer e manter amigos.

9. Incentivar Harry a arranjar um emprego

- Esta família precisa muito de estabilidade financeira. O dinheiro não resolve tudo, mas ajuda em muitas coisas.
- Se Harry estiver trabalhando, isso trará outro nível de estrutura para a rotina do lar.
- Uma renda maior também significa que Harry e Sally poderão fazer alguns programas de adultos sem as crianças.

10. Por último, e o menos importante, tirar as fraldas de Jed

- Use o programa descrito no capítulo 7.
- Nem pense em começar esse processo antes que o resto da situação esteja sob controle.

Não estou dizendo que só existe uma maneira de fazer as coisas, ou que esse plano é o melhor de todos. Foi simplesmente o plano que eu e os Humdingers elaboramos depois de espalharmos todas as peças do quebra-cabeça sobre a mesa e começarmos a organizá-las. Existe uma centena de maneiras diferentes de fazer a maioria das coisas.

Como você se saiu com o seu plano?

Obviamente esta não é uma situação de resolução rápida, pois certos itens levarão algum tempo para funcionar. Na verdade, se examinarmos a lista com mais cuidado, veremos que ela exige dedicação em tempo integral. Se você está no fundo do poço – e é lá que os Humdingers estavam –, não dá para sair da noite para o dia, nem dedicando duas horas semanais ao problema.

Alguns passos foram postos em prática quase imediatamente, como a faxina, a organização do sono das crianças e o manejo do comportamento. Outros, como o trabalho de Harry e as questões relativas à escola, desenrolaram-se durante vários meses.

O truque é simplesmente estabelecer um foco e arregaçar as mangas. Ao começar, você deve se comprometer a ir até o fim. É proibido desistir antes que a vida dos Humdingers entre nos eixos outra vez.

E eu tenho a maior satisfação em dizer que Harry e Sally se esforçaram muito e que seis meses depois o estado da família era muito mais saudável. A casa estava mais limpa e organizada, eles tinham uma rotina para a hora de dormir e os conflitos tinham se reduzido em mais ou menos 75%, o que era muito bom. Crystal estava se saindo muito melhor na escola e começara a fazer amigas. Os meninos ainda tinham seus altos e baixos, mas, em geral, estavam melhorando.

Nessas horas é que me dou conta de por que amo tanto o que faço. Estávamos conversando certa tarde sobre todas essas mudanças positivas e sobre o esforço que a família fizera para alcançá-las quando Sally pousou sua xícara de café na mesa e disse:

– Mas agora temos um novo problema.

– Qual? – perguntei.

– Onde o Jed vai dormir quando seu novo irmãozinho chegar?

Minha nossa!

PARTE 9

VOLTANDO PARA CASA, CERTA NOITE

CAPÍTULO 19
O FIM DA HISTÓRIA

Eu gostaria de poder dizer que criar filhos fica mais fácil com o tempo, mas não quero mentir. Porém também não acho que necessariamente fique mais difícil. Simplesmente muda. Eles primeiro aprendem a controlar os esfíncteres, depois precisam aprender a controlar a própria vida.

Na verdade, acredito que, se essa tarefa se tornasse apenas um pouco mais difícil do que é, talvez a maioria de nós enlouquecesse de verdade – o tipo de loucura que a gente sai latindo pela rua e acaba em uma camisa de força.

A função de educar os filhos às vezes nos obriga a nos agarrarmos à nossa sanidade mental com todas as forças para que ela não voe pela janela. Haverá momentos – e você provavelmente já passou por vários deles – em que você vai se sentir à beira de um ataque de nervos, momentos em que a sensação é a de que a racionalidade deixou de existir.

Vai haver lágrimas ao longo do caminho, por diversos motivos.

Console-se com o fato de que todos nós passamos por esses momentos, exatamente como nossos pais passaram conosco. Eu trabalho há mais de quinze anos com as crianças mais difíceis que andam por aí – crianças que metem medo em alguns adultos –, e ainda assim os meus dois meninos, doces anjinhos que são, às vezes fazem a minha cabeça ferver. Isso é só mais uma das coisas que ninguém lhe explicou antes de você ter filhos, ou que você simplesmente preferiu não escutar.

Você deve ter notado que eu não incluí um capítulo sobre a importância de cuidar de si próprio e de reservar um tempo para seu/sua parceiro(a) (se ele(a) ainda estiver por perto), para manter o relacionamento vivo e prazeroso.

Foi intencional.

Preserve sua sanidade mental quanto puder – isso é tudo o que você pode fazer. Quanto ao relacionamento, meu único conselho é o seguinte: sejam gentis um com o outro durante a jornada. Vocês ainda têm um longo caminho pela frente.

Certa noite, há alguns meses, eu estava dirigindo de volta para casa quando me dei conta de uma coisa tão triste que foi como um soco no estômago. Se tivermos sorte, nenhum de nós vai saber como a história termina para nossos filhos. É simples e óbvio, mas eu nunca tinha pensado nisso.

Apesar dos momentos difíceis, quando somos pai ou mãe, estamos dispostos a morrer por nossos filhos sem pensar duas vezes. Mesmo nos dias mais difíceis eu entraria em uma casa em chamas para salvá-los sem nem piscar. Não haveria hesitação ou dúvida.

Eu quero estar presente na vida deles. Quero estar junto em cada momento importante. Eu estava com eles quando nasceram, quando deram os primeiros passos, quando disseram as primeiras palavras, no primeiro dia na escola, em tudo.

Quero estar sempre presente, mas sei que isso não vai ser possível. Nós até escrevemos o início da história, mas não chegamos a escrever o fim, assim como nossos pais fizeram por nós.

Por isso, é importante compreendermos que nossa tarefa não se resume a evitar brigas durante o jantar, ensinar boas maneiras ou chegar ao fim do dia sem perdermos completamente a paciência. Em última análise, essas coisas são de pouca importância.

> NOSSA TAREFA NÃO É APENAS FAZER NOSSOS FILHOS CHEGAREM À HORA DE DORMIR SEM MAIORES PERCALÇOS. NOSSA TAREFA É ENSINÁ-LOS A SER.

No fim das contas, estamos ensinando nossos filhos a escreverem a própria história.

Nossa tarefa não é apenas fazê-los chegarem até a hora de dormir sem maiores percalços. Nossa tarefa é ensiná-los a ser. Um dia eles seguirão viagem sem nós, e tudo o que fizermos, desde o momento em que chegarem ao mundo até o momento em que nós os deixarmos, vai influenciar o seu modo de agir.

Temos que ensinar os nossos filhos a serem boas pessoas.

Temos que ensinar a eles a diferença entre o certo e o errado, e a importância de fazer a coisa certa mesmo quando for a mais difícil.

QUE HISTÓRIA OS SEUS FILHOS VÃO ESCREVER?

Temos que ensiná-los a proteger os mais fracos e a enfrentar os fortes que tentarem oprimi-los.

Temos de ensiná-los a dar o máximo de si para que realizem seus sonhos e, ao mesmo tempo, tenham orgulho de quem são.

Temos de ensiná-los a lutar pelas coisas em que acreditam e a não se calar perante o que sabem que é errado.

Temos que ensinar a eles o valor dos relacionamentos.

Acima de tudo, devemos ensiná-los a amar e a serem amados.

Em algum ponto à frente de todos nós, há uma página em branco. É ali que passaremos a caneta para nossos filhos, e então eles começarão a escrever a própria história.

O que os seus filhos vão escrever?

Conheça também outros livros da FUNDAMENTO

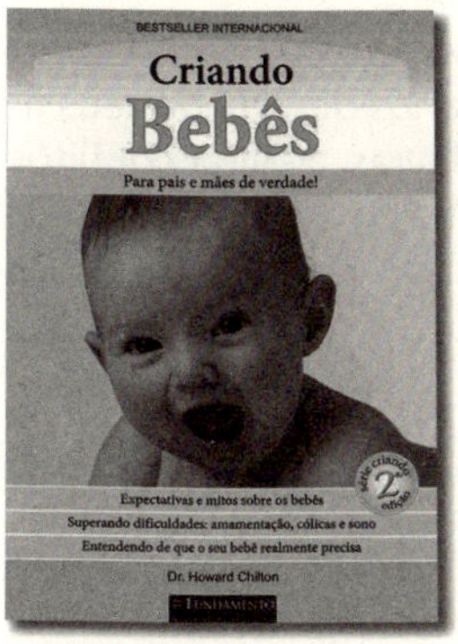

CRIANDO BEBÊS

Dr. Howard Chilton

Um guia prático e útil que esclarece as principais dúvidas, desde o período de gestação e do momento do parto até os primeiros meses de vida. Saiba como lidar com as dificuldades do seu bebê e a entender as necessidades dele.

CRIANDO MENINOS

Steve Biddulph

Hoje em dia, quem tem filhos meninos tem também diversos motivos para se preocupar. Neste livro, você encontra orientações práticas e ideias inovadoras para o desenvolvimento dos garotos, do nascimento à fase adulta.

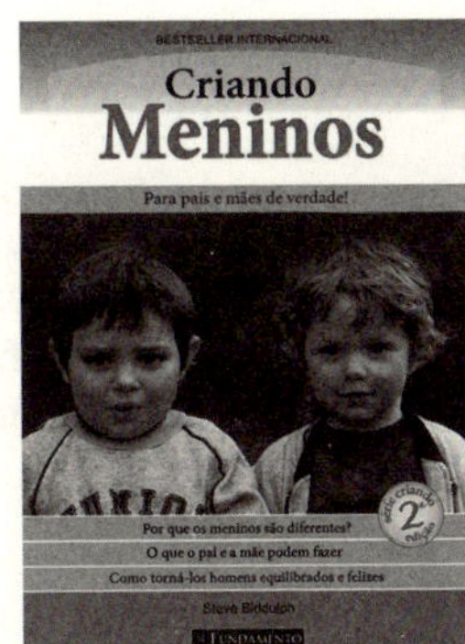

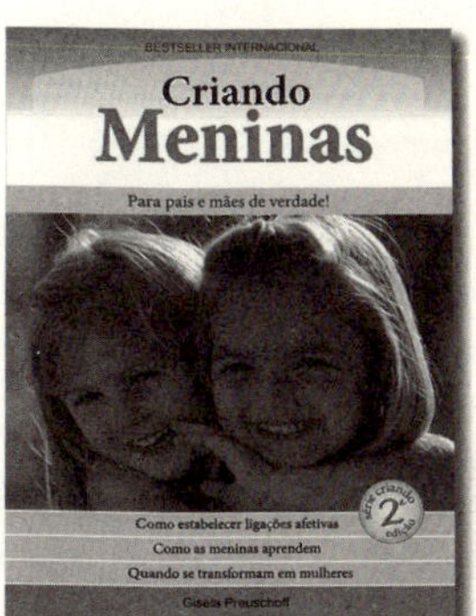

CRIANDO MENINAS

Gisela Preuschoff

Orientações claras e precisas para você incentivar sua filha e estimular o desenvolvimento dela. Aprenda a educá-la com carinho, amor e disciplina e a ajudá-la a se tornar uma mulher forte, segura e confiante.

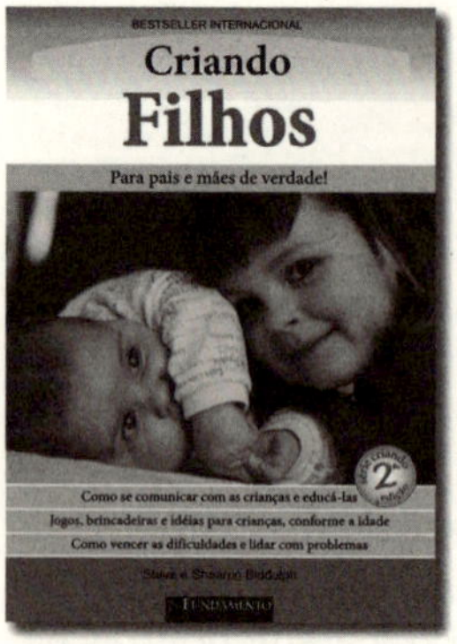

► CRIANDO FILHOS

Steve e Shaaron Biddulph

Exemplos práticos e bem-humorados de como aproveitar ao máximo os primeiros anos de vida de seus filhos. Aprenda a educar com palavras, a evitar conflitos e a mudar maus comportamentos.

CRIANDO ADOLESCENTES ◄

Michael Carr-Gregg e Erin Shale

A adolescência mudou! Este livro traz as estratégias de que os pais tanto precisam. Aprenda a melhorar a comunicação com seus filhos e a oferecer um ambiente seguro para eles, ajudando-os a se sentirem protegidos e valorizados.

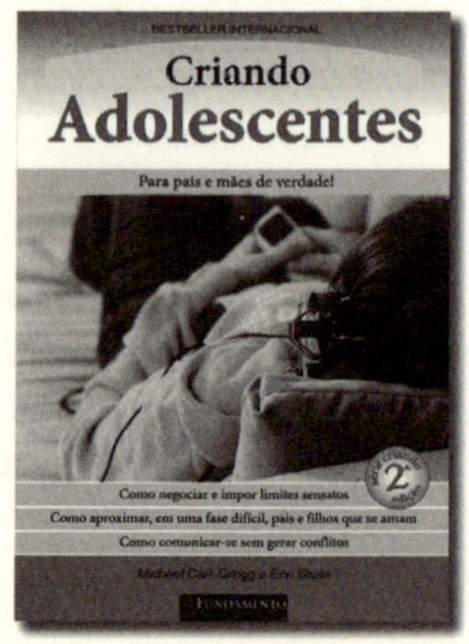

EDITORA FUNDAMENTO

www.editorafundamento.com.br

Atendimento: (41) 3015.9700